高功能自閉症學生的問題解決策略：問題解決圖的應用

Kerry Mataya, MSEd & Penney Owens, MEd, BCBA　著

羅鈞令　譯

Successful Problem-Solving for High-Functioning Students with Autism Spectrum Disorders

Evidence-Based Strategy – Antecedent-Based Intervention

By Kerry Mataya, MSEd, and Penney Owens MEd, BCBA

目次

作者簡介 …… iii
譯者簡介 …… iv
序 …… v
前言 …… vii

第一章　什麼是問題解決圖？ …… 001
基本的問題解決圖 …… 005

第二章　如何使用問題解決圖？ …… 009
一般問題解決步驟 …… 010
進到正確的心智架構來解決問題 …… 013
透過所有策略找出一個解方 …… 023

第三章　資料蒐集與評估 …… 033
個別化教育計畫行為目標範本 …… 034
資料蒐集提示 …… 035
個案研究：韋德 …… 041
總結 …… 044

第四章　在真實生活中應用問題解決圖 …… 045
和他人合作一個方案 …… 045

被中斷時……046
和同儕協商……048
控制行為……049
列出每一個錯誤……052
融合班……053
總結……054

常被問到的問題……057
尋求協助……057
說出來並找尋折衷辦法……058
不再追究並繼續前進……061
不再追究的策略……061

參考文獻……065
附錄：可複印使用的表單……067

作者簡介

▼

Kerry Mataya

教育碩士，是自閉亞斯症候群諮詢團隊（Autism Asperger Syndrome Consulting Group, LLC）及亞斯伯格連結公司（Asperger Connection, Inc.）創辦人。她在美國阿拉巴馬地區提供教育諮詢、課後社交團體及夏令營〔包括宿營、戲劇營、運動營及跟我玩（play-with-me）營隊〕已近十年。Kerry 在堪薩斯大學獲得碩士學位，以自閉症研究為主。

Penney Owens

教育碩士，專業應用行為分析師（BCBA），是一位行為及教育諮商師。她曾擔任學校的特殊教育老師，目前則教導老師、家長及學生關於正向行為支持與行為分析。Penney 在范德比大學獲得碩士學位，專攻幼兒特殊教育。她的碩士論文與研究是探討自閉症兒童的感受與表達性語言之介入。不只在教室內，她也在教室外協助學童，提供銜接家庭與學校的完整之介入。

譯者簡介

▼

羅鈞令

現職 國立臺灣大學醫學院職能治療學系兼任副教授
臺北市學校系統職能治療師

學歷 美國南加州大學職能科學與職能治療系哲學博士
美國德州女子大學職能治療系碩士
國立臺灣大學復健醫學系職能治療組理學士

經歷 國立臺灣大學醫學院職能治療學系講師、副教授、系主任
國立臺灣大學醫學院附設醫院復健部職能治療師、職能治療組組長
臺北市立仁愛醫院職能治療師
美國德州學校系統職能治療師
世界職能治療師聯盟職能科學國際諮詢團亞洲區代表
「兒童發展聯合評估中心服務品質專案管理計畫」政策諮詢專家
教育部特殊教育諮詢委員會委員
衛生署早期療育諮詢委員會委員
臺北市早期療育推動委員會委員

序

▼

我是一個終身學習者。每一天我都會學習一些新的資訊——一些重要的、別人感興趣的，以及少許瑣碎的事情。例如：如果你的手機不小心掉入水中，最好不要在它還是濕著時去啟動它；當你有興趣瞭解音樂和數學之間的關係，可以去研究巴哈（Bach）；如果你的牙膏用完了，發酵粉是一種好的替代品。

在多數這些生活學習及其他常識的背後，是解決問題的能力。事實上，從某個角度來看，我們的生活就是一系列我們必須去解決的問題。我不認為這是一種悲觀的生活態度，而是接受我們每天所會遇到的許多挑戰。

我們的每一天都是從問題開始的。你早上起來計劃要穿某件襯衫，但是它不在衣櫃中——你必須換一件穿；你準備要穿某雙鞋子，但是只找到左腳——於是你開始找尋，直到在床下找到另一隻；你到廚房預備吃一個簡便的早餐，吃燕麥片好了——結果沒有燕麥片了，於是你吃了一根燕麥棒；你準備好要出門了，拿鑰匙時，發現今早鑰匙不在通往車庫的門旁掛鉤上——不知是怎麼搞的，最後在浴室的洗手台上找到鑰匙；當你到達工作場所時，一位同事問你早上好嗎？你回說和平常一樣——這是因為你能夠快速且自動化地解決你所碰到的每一個問題。

許多人，包括許多有自閉症者，似乎並非生來就具有問題解決的技巧，因此需要與每日的生活事件奮鬥——找到梳子、決定週末要做什麼、計劃如何能夠購買一個似乎超出預算的新電視等等。缺乏問題解決技巧，或問題解決技巧的效果欠佳時，會影響你的生活品質，並可能成為一個阻礙，妨礙你發展人際關係、完成任務、於需要時尋求協助，以及找到並維持一份工作。

Kerry Mataya 和 Penney Owens 注意到生活中問題的複雜性和自閉症者在這方面所面臨到的挑戰，於是創造了一套我覺得非常傑出的問題解決規則及課程——它簡單、精緻、既深且廣。年幼者及年長者都可適用，並可以很容易地應用到絕大多數的情境中。

幾年前，我得知 Kerry Mataya 是個天才，是以當她和他人（像是 Penney Owens）合作時，她的夥伴很可能也是天賦極高的人。Kerry 和 Penney 已經使用這個模式成功地幫助了無數在家庭、學校及社區中自閉症光譜上的人。這個普通常識般的做法，具有實證基礎及前事本位的介入，能教導有自閉症的人解決問題，幫助他們發揮無限的潛能。

Brenda Smith Myles, PhD

前言

▼

在 10 到 12 歲男孩社交技巧團體的最後 10 分鐘裡，是非結構化活動的專屬時間。我們總是鼓勵男孩們和同儕一起做點什麼事，但若想要自己玩，也是可以的。拉吉選擇玩他塞在背包裡的 iPad 上的一個遊戲，而新加入團體的男孩，路克，獨自坐著而且明顯不太開心。

當我坐到路克旁邊，聽他說著「拉吉可以玩電子遊戲而我不能，真不公平」時，我知道我們需要找到一個比較好的解決問題方法。他不罷休，也不跟我談，只是持續述說著問題，並沒有聚焦在解決問題——在他的腦子裡完全沒有解決問題的空間。

▼

身為一名自閉症諮商者，我在各種不同的場所或場合中輔導過許多學生，從課後的社交技巧團體、生活技巧規畫及個別化教育計畫（IEP）的準備和參與，到夏季劇場、運動及過夜的夏令營。不論在何種場所，對自閉症（ASD）學生來說，問題解決都是一個持續存在的挑戰——即便那些高功能的學生也是如此。

問題解決是有效溝通及社交互動的基礎能力。因此，加強此技巧將有助於在社區活動、長期關係、受雇，以及獨立生活等各方面都更為成功。

研究發現，自閉症患者在做計畫、抽象性問題解決及同時多工（multitasking）方面存有缺陷（Hill, 2004）。此外，他們在跨場合應用知識與技巧，以及將習得的事務應用到實際生活中會有困難。也就是說，雖然他們或許可以記得事實與資訊，但是當需要時，他們通常並不會回想及應用這些資訊（Collucci, 2011; Moore, 2002; Myles & Southwick, 2005）。

自閉症患者在識別及形成概念方面有困難，使得他們運用抽象推理來解決問題變得更加複雜（Minshew, Meyer, & Goldstein, 2002）。知名的自閉症作家天寶．葛蘭汀（Temple Grandin, 2009）曾說到，她為了形成概念，將圖像如電腦檔案一樣做分類。例如，為了要建立橘色的概念，她看了許多不同的橘色物件，像是橘子、南瓜、柳橙汁及橘子醬。

關於自閉症患者社交技巧方面的資源很多，但是卻極少討論到問題解決。我發展了問題解決圖（Problem-Solving Chart）來彌補這個缺失。問題解決圖教人如何有效地和他人溝通與互動。在實務工作中，我已使用這個策略幫助了許多高功能自閉症患者，從幼兒園到成年人都有。此外，許多老師和治療師在他們的學校及社交團體中使用問題解決圖，也都得到不錯的結果。

在教室及家中使用問題解決圖的老師和家長們發現，學生的自我倡議技巧提升了。再者，當學生成功地談論一個問題時，他們就比較有可能在其他場合再重複使用這個策略，並可能在每一次成功交流中獲得自信。當他們終於學會「不再追究並繼續前進」——這對每個人來說都是一個重要的技巧時——他們的生活就不同了。他們可以不再經年累月地緊抱著通常會導致挫折、生氣，甚至自殺的負面情緒了。

本書可以如何幫忙？

本書的目的是教你如何將問題解決圖整合到教室、家庭及社交技巧團體中，以幫助自閉症者學習有效地解決問題。其策略是一種具實證基礎（evidence-based strategy, EBP）的前事本位介入（antecedent-based interventions）（Centers for Medicare and Medicaid Services, 2009; National Autism Center, 2009; National Professional Development Center on Autism Spectrum Disorder, n.d.），也就是說，它的設計是在出現行為之前，以預防該行為的發生。此外，它具有社會效度，解決問題的技巧可用於一生當中各式各樣的環境。

我希望你發現這個問題解決圖是有用的。雖然教導問題解決的困難度可能令人生畏，但是其阻礙是可以克服的。你可能不會在一夕之間就看到改變，但只要堅持下去，透過重複問題解決的語彙和一個簡單的規則，你終究會成功。最棒的是，不論在此刻及未來，孩子或學生都將大大地受益。

祝好運！

Kerry Mataya

註：複印問題解決圖（p. 68）做成透明膠片，並使用可擦拭的馬克筆書寫，將可重複多次使用。

第一章

什麼是問題解決圖？

許多自閉症者在想出解決問題的有效方法上有困難。

▼

TJ 是一位有自閉症的高中生，她被委以擔任一個小團體活動的帶領者。TJ 規劃了團體方案並分配了任務，她對其他團隊成員的表現不太滿意，不過他們的方案仍然得到了 A。

後來老師稱讚 TJ 是一個成功的團隊帶領者，並詢問她用了什麼策略來幫助團隊做出這麼好的成績。TJ 回答說：「謝謝您！這很簡單。我告訴團隊成員，他們又懶又笨，所以我把他們都開除了。然後我自己用正確的方式完成了方案。」

▼

人的一生若總是走在一條有許多未解決難題的道路上，會讓每一天、每一個經歷都成為一個挑戰。在下頁的清單中，列出了缺乏必備的問題解決技巧者可能顯現的行為。

缺乏問題解決技巧的一般指標
• 會被一個問題困擾很長一段時間 • 斥責他人 • 會記得某個未被解決的問題好多年，並且會一再地提起 • 會有負面思考的循環 • 在維持正向互動方面有困難 • 無法擴展焦點，將所有事實都納入考慮 • 無法找出和問題情況相關的部分 • 專注於一個情況的某個部分，而排除所有其他部分 • 對看似很小的事情有很強烈的情緒表現 • 在尋求協助方面有困難 • 不喜歡聽別人的問題或他人關切的事情 • 在使用中性的語調和身體語言來表達意見方面有困難 • 在遊戲中很難接受「輸」 • 不願意嘗試可能可以解決問題的策略

接著描述一位小學四年級的個案——戴維斯，他在問題解決技巧方面需要協助。戴維斯被診斷出有高功能自閉症。

戴維斯通常能夠在30分鐘內完成家庭作業，且很少會有「戲劇性事件」。某天晚上，戴維斯在廚房餐桌上寫家庭作業時，他對作業的每一個步驟都有些遲疑。他和媽媽爭論著作業的說明，並聲稱他的家庭作業「不公平」。他變得愈來愈生氣，並且開始哭喊。在這場家庭作業危機中，他尖叫著說：「明天會有暴風雨！」

這個顯然不相關的尖叫，讓媽媽意識到戴維斯是對天氣預報將會有一場嚴重的暴風雨生氣，結果導致即使是每天例行的家庭作業也讓他受不了。戴維斯無法分類他所面對的挑戰，他沒有告訴媽媽他的害怕，也沒有尋求寬慰。

▼

和許多自閉症者一樣，戴維斯需要有一個問題解決的策略——來幫助他看到問題、找出解決方法，再繼續前進。

有許多關於自閉症特徵的文獻——心智理論缺陷、情緒辨認缺陷，及執行功能障礙——這些都可能是造成自閉症者社交困難的原因，也就是一種執行功能障礙的組合體，包括在組織、認知彈性、抑制、排列優先順序、同時多工、監控及計劃方面的缺陷（Abendroth & Damico, 2009; Crane, Pring, Ryder, & Hermelin, 2011; Hill, 2004; Hill & Bird, 2006; Geurts, Verté, Oosterlaan, Roéyers, & Sergeant, 2004; Ostryn & Wolfe, 2011）。他們除了在理解社交世界方面有困難之外，還有執行功能障礙，因此解決社交衝突對有自閉症的人來說格外困難，也就不令人驚訝了。

問題解決圖是一個指導工具，用來協助處理這些深層的缺陷。問題解決圖提供一個問題解決過程的具體架構，其前提假設是：看到狀況的「整個樣貌」並找出可能用以解決問題的行動步驟是十分重要的。基於自閉症者僵化思考、執迷想法的傾向，以及低挫折忍受度（Frith, 2004; Kim, Szatmari, Bryson, Streiner,

& Wilson, 2000），他們經常會卡在專注於問題本身而非尋找解答。

為了發展一個教導如何解決問題的策略，首先需要回顧一下問題解決的過程。問題解決一般包括下列步驟：

1. 確認問題
2. 確定可能的解方
3. 確認後果
4. 針對最適當的選擇發展出一個行動計畫
5. 評估你的選擇

要決定一個情況的有效解方，對有自閉症的人而言，學習看到問題解決的完整架構是非常重要的。「看到（visualize）」這個詞在這兒很重要。比起處理聽覺訊息，大部分自閉症者能較好地處理視覺訊息。問題解決圖可作為一個視覺支持，促進理解問題解決整體架構——問題及可能的解方。當使用這個問題解決圖時，如果可能，將最有效的三個正向選項（**向成人尋求協助**、**說出來並找尋折衷辦法**，以及**不再追究並繼續前進**）塗上藍色，再將第四個選項（**讓它困擾你**）塗上紅色。

基本的問題解決圖

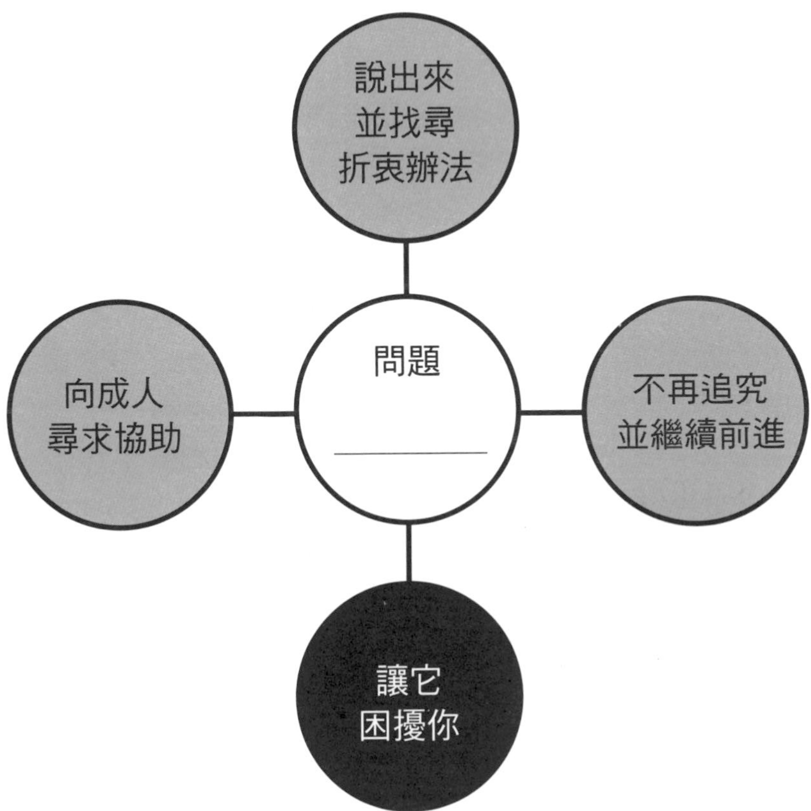

由於適合每一種狀況的反應並不相同，問題解決圖的設計是作為一個選擇圖，圖中策略的使用並沒有一定的順序。然而，在學習使用這個圖時，許多學生*多從向成人尋求協助開始，再依順時鐘方向依序使用其他策略：說出來並找尋折衷辦法、不再追究並繼續前進，以及讓它困擾你。

* 問題解決圖可用於很廣泛的年齡層，包括成人，而我們在本書中使用「學生」來指稱學習問題解決方法的所有人。同時，在提到個別學生時，我們會交替使用「他」和「她」這兩個代名詞。

以下逐一說明每個策略：

向成人尋求協助

一個可信任的成人對狀況可以提供不同的觀點，或許甚至可以提供問題的解方。任何人卡在一個情況中時，他人的觀點都會有所助益。尋求協助是一個特別重要的策略，尤其對於較年幼的學生來說，直到他們有能力獨立說出來並找尋折衷辦法或不再追究並繼續前進。

說出來並找尋折衷辦法

如果問題涉及另一個人，將它說出來有助於讓雙方感覺到自己有被聽見及被理解。一個折衷的方法能夠將問題扭轉成一個雙贏的局面。

不再追究並繼續前進

在生活中，許多時候事情並不是按照我們的意思發展，而唯一可接受的解方就是——不再追究並繼續前進。這是每個人都需要學習的一種生活技巧，當嘗試過其他策略且都無法解決問題時，或問題牽涉到一些無法改變的事情時，這會是一個有用的解方。

讓它困擾你

對一個有高功能自閉症的學生來說，當其他人都已經繼續前進，而他還一直卡在一個問題上，這種情況是很常見的（Ritvo et al., 2008）。這不是一個令人滿意的長期解方，因為這會讓學生感到苦惱並且無法聚焦在其他事情上。將**讓它困擾你**的選項放在問題解決圖中是要幫助學生瞭解：雖然卡住也是一個選項，但他可以選擇——強烈建議——其他更積極的選項。

在下一章中，我們將介紹如何在實務工作中應用問題解決圖。

第二章

如何使用問題解決圖？

教導學生獨立使用問題解決圖及類化問題解決技巧需要個別化及耐心。對學生而言，問題解決圖很可能涉及一套新的詞彙與概念，因此通常都是採取一對一或小團體的方式來說明及教學。等學生理解了這些詞彙與概念，才可能在團體中使用問題解決圖來教導問題解決技巧。在團體活動中，當學生有解決問題的困難時，也可以用非口語方式提示她使用問題解決圖（使用預先約定的手勢，例如指著圖），以避免讓她成為團體注意的焦點。

先在一個較沒有壓力的情境中教導問題解決圖的每個部分。開始教這個策略時，先使用大約 15 至 20 分鐘檢視專門用語；也就是先帶著學生將第一章中列出的問題解決步驟看過一遍，並解釋圖中每個部分的名詞。之後再使用假設的狀況及實際在學生生活中造成挫敗經驗的狀況，來詳細說明每個問題該如何處理。接下來，思考這個問題還可能使用哪些其他的方法來處理以得到較好的結果。一般會討論的情況包括：東西放錯地方、排在隊伍的最後、在活動中找不到搭檔、得知某個朋友說謊、被他人不實地指控某件事、在學校闖禍……等等。

預先教過這些策略之後，當在日常生活中出現問題時，就是實際使用它們的時候了。處理每個問題所需的時間隨著每個學生及每個情況而不同。一般而言，頭幾次照著問題解決圖來進行，大約需要 20 至 30 分鐘，讓你可以教導學生思考每一個可能的解方，並判斷其可能的效果。一旦學生熟悉了這些名稱，並且連續穩定成功解決問題三到五次之後，處理過程所需的時間將會縮短——對於「有經驗的」學生來說，從問題解決圖中找出一個有效的解方通常只需要二至三秒鐘。

一般問題解決步驟

下列步驟可讓問題解決過程進行更順利：

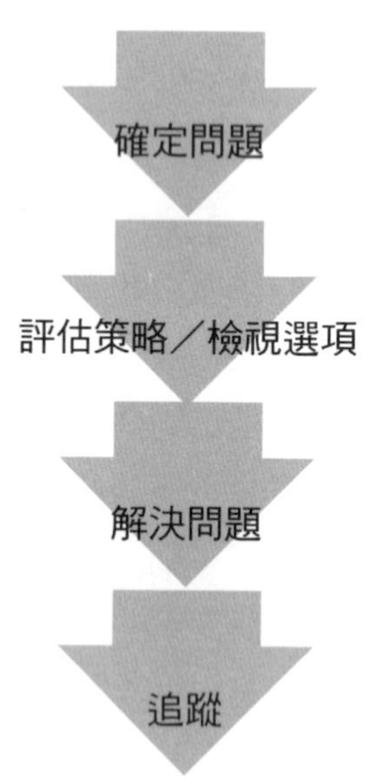

> 註：在每個場合都要檢視完整的圖，並確保在每次要解決問題的時候都有圖可以看。

1 步驟一、確定問題——說明問題情況

從中間的圓（問題）開始，詢問：「問題是什麼？」仔細聽學生描述情況（如果他可以的話）。用簡單幾個字將學生描述的重點寫在問題的圓圈裡，以便之後你可以再去處理它。如果沒有將它寫下來，原始問題可能會轉變成另一個問題……之後又變成另一個問題。針對那些閱讀能力不佳或無法閱讀的學生，或是有視覺線索可以學得更好的學生，記得提供他們圖像（參見第 12 頁）。

和學生再次確認所確定的問題無誤。在你和學生還沒有對問題達成共識以前，不要進展到下一步。有高功能自閉症的學生可能會卡在措辭上，在沒有正確描述狀況之前無法進到下一步。如果學生想要稍微修改措辭而且是適當時，可予以採納。

> 有些學生不能察覺問題，因此也不知道有解決問題的需要。在這種情況下，必須有人（例如一位同儕、老師、家人或朋友）知道問題並協助學生確認問題。一旦確定了問題，學生就可以往下進行後續的問題解決策略（繼續步驟二）。

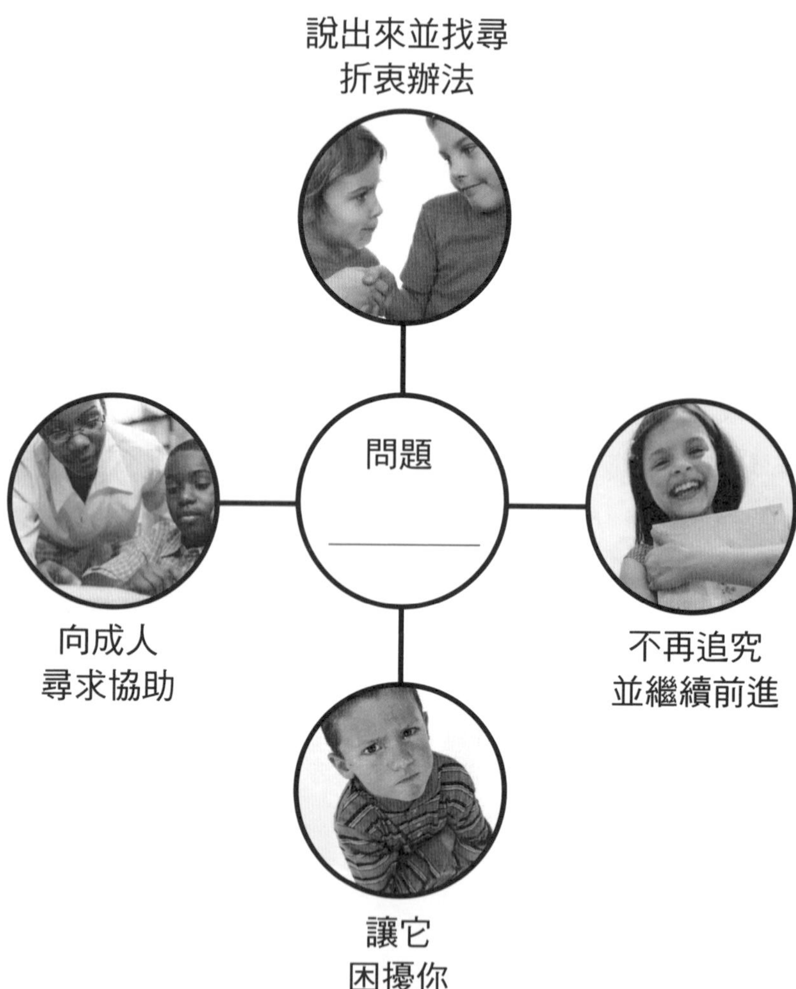
說出來並找尋
折衷辦法
問題
向成人
尋求協助
不再追究
並繼續前進
讓它
困擾你

步驟二、評估策略——檢視選項

步驟二從詢問學生「當出現問題時，你做了什麼」開始。例如，一位學生可能說她當時的反應是對某人喊叫、大哭或踢了某個孩童。

提醒學生在問題解決圖上只有三種有效解決問題的策略——**向成人尋求協助**、**說出來並找尋折衷辦法**，以及**不再追究並繼續前進**。高聲並仔細地回顧這三種選擇，並將其應用於問題，以找出幾個可行的解方。詢問學生是否有嘗試其中一個選項來解決狀況，並幫助他看到每一種策略可以如何得出一個正向的結果。解釋為何**讓它困擾你**不是一個好的解方。練習並評估這三種較佳的策略，幫助學生看到這三種策略是如何優於**讓它困擾你**的做法。

有高功能自閉症的學生對每一個選項的接受度可能不同。可能某種選項（如找尋折衷辦法）對某位學生特別困難，他可能比較喜歡跟成人說。這正是這個方法的美妙之處，因為在解決問題時有好幾種適當的選項可供選擇。重要的是要記得，當要將這個方法應用到實際狀況時，學生必須有意願且有能力使用每一種策略。

進到正確的心智架構來解決問題

某些學生在開始解決問題的程序之前，需要先暫停，冷靜下來並降低他們的壓力程度。由於並非每個學生都需要這個步驟，因此沒有將它放入實際的問題解決圖中。在 49 頁關於**控制行為**的說明，呈現了針對一位特殊的學生，如何把「停下來的策略」

融入於問題解決圖中。當學生處於不滿及憤怒的狀態時，不適合開始使用問題解決圖。「發出不滿聲」是盛怒循環的第一個階段，並包括加速進入盛怒的行為（Myles & Southwick, 2005）。每位學生回復到低壓力狀態所需的時間不同。

Myles 和 Southwick 列出了幾種幫助學生回復到低壓力狀態的方法，包括：本壘、轉向、杜絕環境汙染、只走動不說話。

本壘（home base）是當環境的刺激過量時，一個人可以前往躲避的地方。

轉向（redirecting）是轉移注意力以幫助一個人消除壓力。

杜絕環境汙染（antiseptic bouncing）是創造一個可以幫助學生平靜下來的狀況，讓學生離開焦慮指數高的環境。

只走動不說話（just walk and don't talk）是指盡量少說話，讓情緒激動的學生能夠逐漸平靜下來。

不可思議的 5 點量表（5-point scale）（Buron & Curtis, 2012）也是一個很棒的辦法，可用來瞭解與控制行為；量表上的「1」代表所量測或說明的行為或特質最少、最輕微。從「1」到「5」代表程度增加或強度增強。許多行為或特質都可以在 5 點量表上互相比較或解釋，提供了一個簡單的方法來理解情緒行為變化的連續。

當學生被要求考慮一個解方時（例如：「說出來並找尋折衷辦法會是一個好選擇嗎？」）她可能回答：「不是」或「我不知道。」如果她回答「不是」，嘗試重述問題讓她不能只是回答「是」或「不是」（也就是說，使用開放性問題，例如：「如果你提議先玩他想玩的遊戲，之後再玩你想玩的遊戲，他會怎麼做？」）

使用提示性問題來幫助學生推想心智狀態，將提高適當選擇的機會（Kaland, Mortensen, & Smith, 2011）。用以提示學生演練問題解決圖的方式，會隨學生的年齡與能力而有所不同。

以下，將提示分為初學者及進階者兩類。初學者提示是用於那些需要大量引導來運用問題解決圖的學生；進階者提示是用於那些不需要那麼多引導來確認問題的學生，但他們在思考不同的解方時可能需要支持。

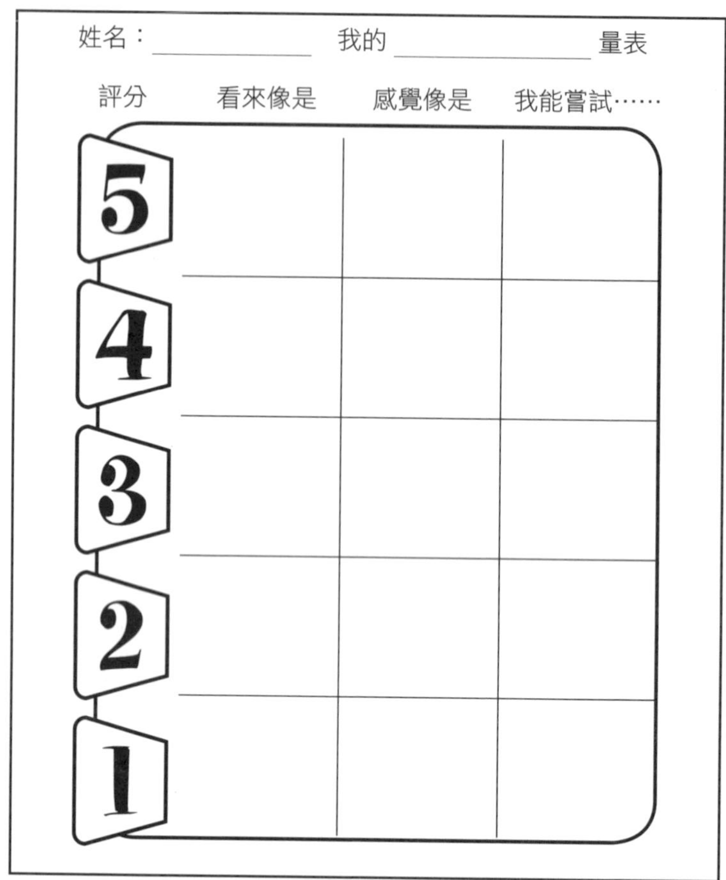

出自 Buron, K. D., & Curtis, M. (2012). *The Incredible 5-Point Scale: The Significantly Improved and Expanded Second Edition*. Shawnee Mission, KS: AAPC Publishing; www.aapcpublishing.net

<table>
<tr><th colspan="2">檢視項目的提示範例</th></tr>
<tr><th>初學者提示</th><th>進階者提示</th></tr>
<tr><td>初學者提示——確認問題
好吧！讓我們練習一遍。
• 你現在感覺如何？
• 看起來你好像感覺______。
• 你有一個問題。
• 我們來談談這個問題。（意思是你必須幫助學生找出問題。）
• 我們來看看你能怎麼做。</td><td>進階者提示——確認問題
• 問題是什麼？
• 那是你唯一的問題嗎？
• 那是你的主要問題嗎？</td></tr>
<tr><td>初學者提示——尋找解方
向成人尋求協助
• 你能夠向某人尋求協助嗎？
• 如果周圍沒有成人，你可以怎麼做？
• 如果你嘗試了尋求協助，結果會如何？
• 你可以用不同的方式尋求協助嗎？
• 如果你沒有尋求協助，讓我們來談談若你尋求了協助，可能會如何？</td><td>進階者提示——尋找解方
向成人尋求協助
• 你有嘗試向某個成人或你信任的人尋求協助嗎？
• 為什麼沒有？（如果第一項的回答是「沒有」）
• 他們有幫助你嗎？你認為他們能夠幫助你嗎？
• 若你採用不同的做法，結果是否可能會比較好？
• 讓我們來想一下這個策略。你能夠嘗試它嗎？如果你嘗試它，你會怎麼做？</td></tr>
</table>

初學者提示	進階者提示
初學者提示——說出來並找尋折衷辦法 • 你能夠說出來並找尋折衷辦法嗎？ • 如果你嘗試了將它說出來，結果會如何？ • 說出來時，你說了什麼？ • 你是怎麼說的？（角色扮演措辭和語調） • 你可以用不同的方式說出來嗎？ • 如果你沒有說出來，讓我們來談談：如果你說出來，可能會怎麼樣？ • 你會怎麼說來找尋折衷辦法？ • 讓我們來練習找尋折衷辦法。（角色扮演使用腳本✔來找出一個折衷辦法）	進階者提示——說出來並找尋折衷辦法 • 你有嘗試將它說出來嗎？ • 為什麼沒有？ • 當你嘗試說出來並找尋折衷辦法時，結果如何？ • 為什麼你認為它沒有效？ • 若你採用不同的做法，結果是否可能會比較好？ • 讓我們來想一下這個策略。你能夠嘗試它嗎？如果你嘗試它，你會怎麼做？

初學者提示	進階者提示
初學者提示——不再追究並繼續前進 • 你能夠不再追究並繼續前進嗎？ • 為什麼不能？ • 讓我們來談談：如果你不再追究，可能會怎麼樣？	進階者提示——不再追究並繼續前進 • 你有嘗試不再追究並繼續前進嗎？ • 不再追究為什麼有困難？ • 持續專注在這上面能夠改變狀況嗎？ • 如果你一直談論問題，你就沒有繼續前進。 • 有什麼你可以嘗試來幫助你不再追究並繼續前進的嗎？（請看第 61 至 63 頁「不再追究的策略」。）
初學者提示——讓它困擾你 • 你仍然讓它困擾你。 • 你想要一直這樣嗎？ • 這樣好玩嗎？ • 你覺得問題解決了嗎？	進階者提示——讓它困擾你 • 讓它持續困擾你真的是你所要的嗎？ • 你要不要回頭看看其他的解方？

給老師的提示

腳本

是指提供如何想或說的特定心智或口語腳本（Wichnick, Vener, Pyrtek, & Poulson, 2010），使用腳本對於那些聚焦於問題而非解方的學生非常有幫助。在問題狀況中使用如何想或說的書面腳本（例如：「噢，好吧，沒關係。」或「我會試試看！」）

當同儕的建議是莉蒂亞所不想做的事情時，她很難依照同儕的建議去做。這使得她在團體工作中出現困難，同儕認為她很自私。

雖然莉蒂亞使用了問題解決圖，但她經常選擇讓問題持續困擾著，直到其他孩子放棄而依照她的想法去做。她可以成功使用**說出來並找尋折衷辦法**的策略，但是老師感覺她似乎對每件事都想要談判。老師希望當整個團體要做別的事情時，莉蒂亞也能夠「跟著大家走」。老師將問題解決圖搭配了腳本，來幫助莉蒂亞不再追究某些點而能參與同儕活動。她的腳本是「我會試試看。」這個腳本適合莉蒂亞在頭腦中想或是大聲說出來。一開始，當莉蒂亞適當地使用腳本時，老師會給予稱讚以鼓勵她使用腳本，直到她可以獨立使用腳本。這句話莉蒂亞用得非常成功，而且她可以持續使用它。

腳本是幫助學生獨立地迅速使用問題解決策略的絕佳工具。

3 步驟三、解決問題——選擇並執行

一旦學生完成了步驟二「評估問題解決圖中的策略」之後，就是要學生選擇一個最適當的策略來解決當前問題的時候了。這個步驟，也就是步驟三——照著從圖中選擇的策略去做。它的好處是當學生選擇的解方獲得成功的結果時，他們將得到自然的正增強（✔）。

利昂在團體方案中經常會發生困難，因為他會強迫別人接受他的想法，不管別人是否同意。由於他惡劣且高傲的語調，其他同學都不願意跟利昂在同一組。

史柏路克老師協助利昂學習使用中性的語調，向同組成員說出來並嘗試找出一個折衷辦法。利昂驚訝地發現這個方法對他非常有用。由於他得到很棒的結果，因此他開始更常選用**說出來並找尋折衷辦法**策略。

結果是，其他同學開始會選擇和利昂在同一組，並且似乎喜歡他的貢獻。這也是第一次，利昂開始會將某些同儕視為是他的朋友。

給老師的提示

自然的增強相對於外來的增強

自然的增強。自然的增強包括存在於情況本身內的增強（Nefdt, Koegel, Singer, & Gerber, 2009）。雖然未經計劃、

在自然場合中產生的增強也會有效，但是對於有自閉症的學生，當此增強出現時你可能需要將它直指出來。

艾希頓雖然已經發展出許多社交技巧，但他尚未完全掌握因果關係的概念。有一天，在一次順利的休息時間之後，老師指出因果關係和自然的增強如何影響了他。她說：「在休息時間你和誰一起玩？你玩得很高興。透過不再追究問題並繼續前進，你玩得很開心。」她也鼓勵艾希頓未來也不要追究問題，這樣他就能夠繼續高興地和朋友在遊戲場上玩。

想想看，這幾乎是向學生保證某件事一定會有效。學生自己可能沒有注意到或忘記了，所以記得永遠都要將它指出來。

外來的增強。增強正向行為是用以提高該行為再次出現的可能性。當學生展現出正向的問題解決行為時，如果沒有自然的增強或自然的增強不夠強或不夠快，提供外加的增強就很重要（Vismara & Rogers, 2010）。外來的增強必須對學生是有意義的。外來的增強可能需要隨時間做調整，以維持其幫助獲得一個新技巧或行為的動力；然而，這種增強應該要逐漸褪除，讓學生能夠逐漸不需外來的增強而可以獨立專注於技巧的執行上。

路易斯在大部分事情上都可以將**不再追究並繼續前進**用得很好。他使用「噢，好吧，沒關係。」的腳本，這對他幫助極大。

然而，他的父母發現，當遇到身體上的問題時（例如：被籃球打到、從滑梯上溜下時撞到膝蓋），他就無法輕易罷休。路易斯對受傷的容忍度極低，而且似乎會利用身體疼痛或問題作為逃離問題狀況的藉口（例如：「我的背真的很痛，所以我沒辦法做」）。他的父母使用金錢作為外來的增強來幫助他學習在身體疼痛時使用不再追究的策略。為了增強這個技巧，每當他的父母看到他不再追究時，他就可以得到一塊錢；當不再追究的事情是有關身體時，他就可以得到兩塊錢。金錢增強的動機幫助了路易斯，在兩週內就改變了他的行為。

步驟四、追蹤

一旦學生解決了問題，訂下一個追蹤計畫。追蹤應要討論未來學生遇到類似狀況時會如何處理。討論哪些策略是有效的、哪些是無效的，以及原因為何。回顧問題解決圖一般有助於在下一次選擇有效的問題解決策略時，能夠更快、更獨立。

透過所有策略找出一個解方

如前所述，有高功能自閉症的學生常常不知道問題所在，除非有人告訴他們。但即使有人很明確地指出有問題，對許多學習者而言，定義問題及完成所有策略仍是十分重要的。雖然使用問題解決圖並沒有一定的順序，但典型的順序是由向成人尋求協助開始，然後依順時鐘方向完成每個策略。我們現在來看看如何進行。

向成人尋求協助

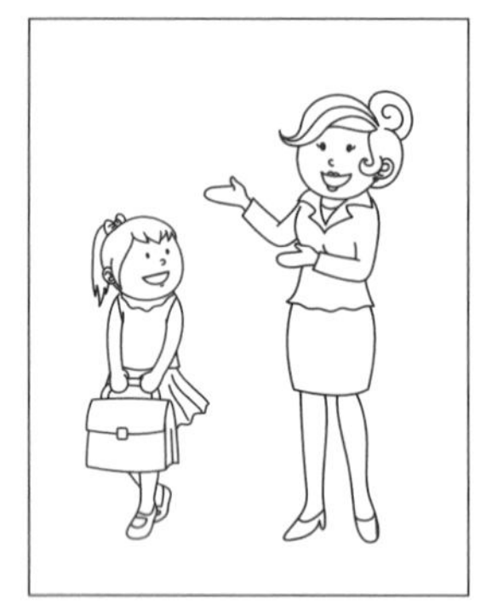

向成人尋求協助通常是一個簡單的策略，因此很常被使用。能夠將問題告訴他人、並由他幫忙找出一個解方的安心感，通常比其他問題解決選項更容易。如果你教導的學生很害羞或社交技巧不佳，他可能需要學習如何向成人尋求協助，運用一個預先擬好的腳本（例如：一張卡片上寫著「我需要你的幫助」）或一個視覺輔具（例如：一張孩童跟老師說話的圖畫；一張紅／綠兩色卡，當需要協助時可將卡片翻到紅色）。

可能也需要直接教導學生在一個非公開的場合向成人尋求協助，以免他可能在他人面前突然脫口說出他的想法。如果是這種情況，避免只教一個規則，像是「等到老師是獨自一人時再討論問題」或「要求在非公開場合討論問題」，而是要告訴學生為什麼在非公開的場合討論問題比較好。

此外，也要考慮教那些對其他人顯而易見、但對自閉症學生不明顯的概念（隱藏性課程）。這類概念包括下列各項：

- 有些違規僅只是小事，不需要立即處理或處罰。
- 你如果告同儕的狀，他們會生你的氣，即使你所說的是實情。
- 如果你在教室裡大聲說話，可能會使得教室裡的其他人無法專心做他們的事。

向成人尋求協助的步驟清單範本

設法得到老師的注意	
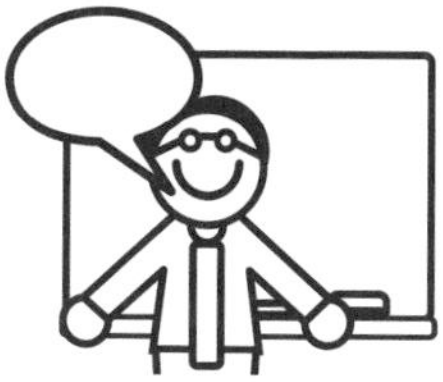	等待老師講完話。
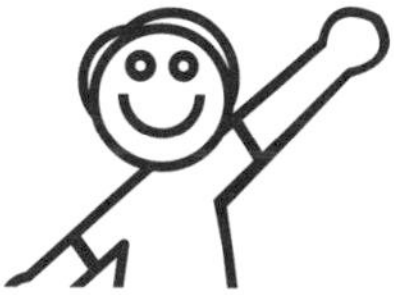	舉起你的手但不要揮動。
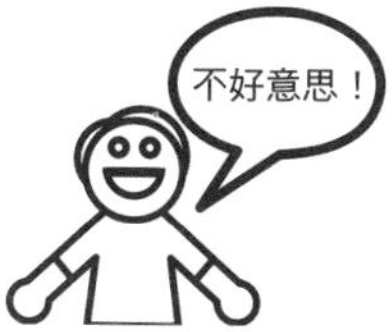 不好意思！	說：「不好意思！」來引起老師注意。
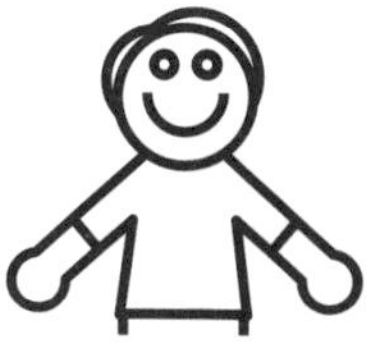	等待老師叫你。

出自 Lofland, K. (2010). *Getting the teacher's attention*. Unpublished manuscript. Bloomington, IN: Indiana Resource Center on Autism.

給老師的提示

影片示範

使用錄製影片來教導學生應用問題解決策略是一種非常有用的工具（參見 Bellini & Peters, 2008）。典型的做法是將學生在其自然情境中實際進行問題解決的過程錄影下來，之後再和學生一起觀看錄下的影片。

請注意，重要的是要錄下學生示範或應用適當的問題解決策略，而不是錄下他讓問題困擾自己的狀況。有些學生對於在影片中看到自己的負面行為時會有負向或敵對的反應，並可能感覺成人是想要羞辱他們或讓他們難堪。

連恩和他的朋友在玩奪旗橄欖球。他和另一隊中的某位學生有過不愉快。如果那位學生拉他的旗子或試圖要攔阻他，連恩通常就認為此舉動不公平且過於惡意。

連恩準備要接受錄影，錄下他在奪旗橄欖球遊戲中的情形，並提醒他選擇一個「讓問題困擾他」以外的問題解決策略。在遊戲中，一位領隊錄下了一段球漏接了、連恩和一位同學同時想要去救球的過程。在救球時，連恩的眼鏡被撞掉了，而另一位同學則拿著球離開了。連恩起初的反應是有些挫折，但他很快地拍拍身體，把眼鏡戴回去，然後回到遊戲中準備迎接下一回合。

這段錄影對連恩是一個正向的範例，讓他看到自己如何快速地應用了不再追究並繼續前進的技巧。結果是，他能夠高興地繼續這場球賽。

使用視覺支持來示範尋求協助的有效方式，例如圖片或一張向成人尋求協助的步驟清單。影片示範是另一種有效的策略（Deitchman, Reeve, Reeve, & Progar, 2010）。

當學生年齡漸長之後，持續尋求他人的協助就不再是一個適當的長期解方了。對於那些每次出現問題都尋求成人協助的學生，就必須教導他們問題解決圖中其他的策略，思考哪些技巧適合其年齡。當某個學生總是尋求他人協助解決問題，而這些問題是其同儕大多是可以獨立解決的，就是要鼓勵這學生嘗試其他策略的時候了。要記得該學生尋求協助解決問題曾經獲得成功，成功有增強作用（自然的增強），因此當其練習其他策略時，可能需要提供增強（外來的增強）。

奧斯丁是一位有自閉症的一年級學生。他的同學們認為他是一個愛打小報告的人，如果同學在應該安靜的時候說話，他就會大聲地告發他們。許多同學視他為「糾察」。

奧斯丁需要學習能夠將他的想法留到私下跟老師說，而不要讓其他同學知道是他告的密；他也需要知道尋求協助或不尋求協助的確切理由。雖然他很快地向成人尋求協助，但是他並不是用正確的方法來做。奧斯丁的特殊教育老師訂下了規則，讓他知道何時可以向老師尋求協助（例如：緊急狀況、有安全疑慮時）以及何時宜自己處理。她也告訴奧斯丁，當同學們聽到他「打小報告」時會怎麼想。直到學年結束，**向成人尋求協助**通常是適合奧斯丁使用的一個成功的策略——因為它符合其年齡，並可提供他所需的解方與支持。

說出來並找尋折衷辦法

這個策略需要所有涉及的人都說和聽。有自閉症的學生有可能只從一個角度來看境遇——他自己的。然而，協商是這一步驟的必要成分。當雙方（或各方）說出了他們在意的點之後，他們必須使用協商三原則之一來得出一個解方。雖然有許多達成協議的方法，但我們選擇下列這些原則，因為它們能夠一直使用到成年。

協商三原則

- **多數決**——由投票來解決衝突。以多數人占優勢，例如：有些學生要玩棒球，有些要玩電動遊戲。他們投票表決。比較多學生要玩棒球；因此，使用多數決的規則，這個問題的解方就是大家都玩棒球。
- **先______再______**——解決衝突的方法是將時間分成兩半，每個人要玩的各用一半時間玩。例如：胡安要玩電動遊戲，皮耶爾要玩棒球。他們使用先______再______的協商原則，決定先玩電動遊戲，之後再玩棒球。聚焦於優先考慮對方的想法。
- **腦力激盪**——解決衝突的方法是將兩種或多種想法放在一起，再從中形成一個解方。例如：麥克要玩抓人遊戲，而其他學生要玩賽車。麥克就提議大家來玩「賽車抓人遊戲」，在玩抓人遊戲時假裝自己是賽車。

協商三原則的視覺支持

協商
1. 多數決
2. 先＿＿＿＿＿＿ 再＿＿＿＿＿＿
3. 腦力激盪（將兩種想法放在一起）

麥特是一位有自閉症的三年級學生，參加了一個社交技巧團體並學習了**協商三原則**。他和朋友們試圖決定要玩什麼遊戲，但他不喜歡其他孩子提議的遊戲。所以他問：「有誰要玩汽車？」有一半的人要玩汽車，而另一半的人想要玩別的。麥特試著協商，詢問另一半的人想玩什麼。當他知道他們的想法後，麥特建議大家**先**玩另一半人想要玩的，之後**再**玩汽車。所有人都同意。

在這個情境中，**說出來並找尋折衷辦法**對麥特是一個成功的策略。理想上，如果這個策略行不通，麥特就要繼續嘗試使用問題解決圖上的其他策略（**向成人尋求協助**來決定團體要玩什麼或**不再追究**並玩團體要玩的遊戲）。

不再追究並繼續前進

對自閉症學生而言，這通常是最難學習的一個策略。事實上，這正是發展問題解決圖的主要原因。在一個情境中，學生可以嘗試向成人尋求協助，但是有可能行不通，因為當下可能沒有可以協助的成人。說出來並找尋折衷辦法可能也行不通。有時解答就只能是**不再追究並繼續前進**。

不再追究並繼續前進需要將心思焦點從問題轉移到和問題不相關的事情上。思考上面的情境——麥特想要玩汽車，而有些人則不想。如果團體不能達成協議，麥特可以選擇其他喜歡的活動，例如樂高。他可以自己進行這個活動，或是和別人一起。

安東，五年級，當午餐時間同學坐在「他的」座位上時（其實並沒有「指定」座位），他就會生氣。安東想要**說出來**，但是之前和同學交手的經驗讓他知道，他們不願討論且不會妥協。他跟老師說某人坐了他的座位，同學看到他去告狀（**向成人尋求協助**），後來就指責他打小報告。安東因為這件事生氣了一個星期。每天在用餐時，同學看著他因為座位被占走而生氣覺得有趣。他生氣的時間愈久，他得到的負面看法愈多。

我們給安東看問題解決圖，並直接教他針對所發生的事情如何**不再追究並繼續前進**。在沒有別的學生的時候，老師帶安東去學生餐廳。她示範了一個正面處理這種情況的方式，教他說：「有時換換位子沒有關係。我**不再追究並繼續前進**。」並且坐到另一個位置上。

老師將這段話寫下來，放在安東的午餐盒中。之後她在安東成功練習這個策略時增強他（外來的增強）。在使用問題解決圖的第四天，安東能夠轉移焦點並和他的新朋友一起坐在另一張餐桌前討論電動遊戲。對占「他的」位子的男孩，安東能不做反應，顯示出他有**不再追究並繼續前進**的能力。使用這個圖的三天後才看到效果似乎有點久，但安東之前會記恨並策劃報復長達數個月，因此三天算是很成功了！當安東能夠說出他真的繼續前進了的時候，他的控制力與自信心都提高了。

讓它困擾你

有自閉症的學生通常在不再追究並繼續前進上有困難，而這導致事情聚積並持續困擾。這不是一個解決問題的好方法，因為它會導致無法將注意力放在其他事情上，同時也會增加焦慮與不快樂。

讓它困擾你是指執著於一個問題——卡住而沒有一個真正的解方。其行為表現有叫喊、逃避、哭泣、跑走及敲打等。這種執著也可能表現為咬緊牙關、皺眉、蹙緊眉頭、滿臉通紅及心跳加速。

指出這些生理徵象來幫助學生瞭解自己，同時告訴學生，若二到五分鐘後她還在談論這個問題，她就是讓問題困擾她了。她需要再回去看問題解決圖，並嘗試其他的策略。

當我們想要幫助一位被問題困擾著的學生時，要記得她可能先需要至少五分鐘的時間冷靜下來，才有可能開始問題解決的過程。

柯恩因為威廉說學校的每個人都是他的朋友而生氣。他的青年團主任，岡薩雷女士，將柯恩帶到旁邊去跟他討論**不再追究並繼續前進**。岡薩雷女士告訴柯恩，她可以去跟威廉談這件事，但她若在團體中談這件事會讓威廉感到很難堪。

但是柯恩仍不願罷休。他繼續讓威廉說的話困擾著自己，並且不願再參加青年團，因為他說他無法和一個認為所有人都是他的朋友的人在同一個團體。柯恩知道不可能每個人都是朋友，他被這件事「困住」了。由於他無法使用其他策略來解決問題，他失去了和同儕社交的大好機會。

當需要時，可再回來看這一章中關於提示及策略的要點，以促進學生達致最大可能的成功。在第四章中會有更多關於使用問題解決圖的例子。

熟練這些問題解決策略，將可能改變一個人的一生。這些技巧是如此重要，教導這些技巧的步驟及熟練這些技巧的過程應精確記錄下來。下一章將討論資料蒐集的步驟。

第三章

資料蒐集與評估

當使用問題解決圖時，同時也蒐集資料是很重要的，因為可以用來監控學生發展問題解決技巧的進度。再者，對於那些接受特殊教育服務的學生，蒐集資料是法規所要求的。數據資料有助於判斷個別化教育計畫（IEP）是否確實執行、某個策略是否有效，以及計畫目標和行為目標是否適當。

行為目標提供一個要熟練的預設標的或期望。個別化教育計畫中描述了學生目前所達到的技巧水平，以及一個公認期望要熟練或達到的行為目標。蒐集資料是為了判斷行為目標是否達成。

▼

貝卡在學校「自由活動」時間的參與出現困難。她的同學開始在下課時間避開她。當她能夠參加一項活動時，她會堅持同學要照她的規則來玩遊戲。

無可避免地，最後貝卡總是因為沒有朋友而坐在遊戲場旁的凳子上哭泣，這樣的行為模式已經持續了許多個月，這代表了她現在的技巧水平，也就是她的目前表現水準。

教職員們知道貝卡還沒有能力自己解決這些衝突。他們為貝卡訂出下面的行為目標：使用問題解決圖，貝卡將會選擇**向成人尋求協助**，並且會在休息時間和同學起衝突時，五次中有四次（80%）能夠成功地尋求協助。將相關資料記錄在一張資料蒐集表上。以下是一個問題解決相關的行為目標範本。

▼

個別化教育計畫行為目標範本

註：為了讓目標可以量測，記得要訂出達成標準（例如：在十次中有九次或有90%的時候）。

1. 學生會透過說出問題解決策略——**向成人尋求協助**、**說出來並找尋折衷辦法**、**不再追究並繼續前進**，及**讓它困擾你**——的定義和舉例，來展現對問題解決策略的理解。
2. 學生能夠說出至少五種和「**讓某件事困擾你**」相關的負面結果來展現對它的理解。
3. 學生會使用口語要求**向成人尋求協助**。
4. 學生會使用非口語動作或手勢**向成人尋求協助**，來得到成人的注意。
5. 學生能夠在結構化場合（如團體方案、課堂作業）跟同儕**說出來並找尋折衷辦法**。
6. 學生能夠在非結構化場合（如休息時間、午餐時間、在走廊上）跟同儕**說出來並找尋折衷辦法**。

7. 在和同儕發生衝突時，學生能夠不再追究並繼續前進。
8. 學生能夠在結構化場合和同儕及成人一同應用問題解決圖中的問題解決策略。
9. 學生能夠在非結構化場合和同儕及成人一同應用問題解決圖中的問題解決策略。

最基本的，是要有前測（參見第 36 頁）及後測觀察，以作為追蹤獨立使用問題解決圖中每一種策略之進展的基礎。

資料蒐集提示

前測（參見第 36 頁及附錄第 69 頁的空白表單）需在向學生介紹問題解決圖之前完成。這張表單的結果將作為後續觀察資料據以比較並量測進展的基準。觀察者務必是熟悉學生的人，諸如家長、老師或相關專業人員，且必須在各式各樣需要解決問題的場合中觀察學生。

> 如果觀察者對在需要問題解決的場合之學生表現不熟悉，其完成的前測將可能不正確。

也可以由不同的觀察者在多種環境中進行前測，以瞭解一個技巧在各種環境的類化情形如何（例如：從第一期到第二期、學校和家裡、特殊教育班和一般教育班、非結構化和結構化的環境）。

當要確定學生使用每一種策略的頻率時，只須考慮學生獨立選擇的策略。經過提示後選擇的解方不要納入，因為這會混淆數據資料。

讓學生有時間可以好好地學習問題解決圖的詞彙及在各種真實情境中執行那些步驟。可以每日、每週或每月蒐集一次資料。

兩次評估之間間隔的時間可能不同，依資料蒐集的必要性而定（例如：在學期末、學年結束時或是在要討論學生行為的會議之前先蒐集資料）。如果你是要針對個別化教育計畫目標留存資料，可考慮在每九週的評分期間之後進行後測。

資料蒐集表單

評估時可能會使用多種資料蒐集表單，選擇適合個別化教育計畫的行為目標及學生需求的表單來使用。

問題解決觀察——前測

學生姓名：卡斯滕　　年級：五

填 表 人：羅莉．蓋亞特　　角色：老師

使用說明：根據獨立使用策略的表現，在最適合的欄位打「✔」。

日期：	總是	有時	偶爾	從不
向成人尋求協助	✔			
說出來並找尋折衷辦法			✔	
不再追究並繼續前進			✔	
讓它困擾你		✔		

除了前測（之後會再做後側）以外，接著介紹的資料蒐集表是用以評量使用問題解決圖的效能（effectiveness）的。用英文字母（E= 極佳，G= 好，F= 尚可，P= 差）及標準來評分，務必根據學生的行為來勾選。效能可依下列方式定義：

差：不論是獨立或提示其使用問題解決圖，學生持續讓問題困擾著自己。

尚可：不論是獨立或提示其使用問題解決圖，學生在五分鐘內又回到原先的問題。

好：學生獨立或在提示下使用問題解決圖，並於兩分鐘或更長的時間後重新投入一般的活動中而沒有持續問題的跡象。

極佳：學生獨立或在提示下使用問題解決圖，並於一分鐘或更短的時間內重新投入一般的活動中而沒有持續問題的跡象。

請注意：**讓它困擾你**是量測該行為的時間長度而非強度。練習後，花在**讓它困擾你**選項的時間長度應該逐漸減少。如果時間加長，表示這個策略沒有效。

這個表格也提供關於學習者是獨立或在經提示下展現出這個技巧的資訊。

接續的這個資料蒐集表可用以對問題解決圖使用的結果作更仔細的分析。此資料蒐集表是以使用的總百分比為基礎，以確定學生是依照確認問題、選擇合理的解方、所選擇的解方，以及解決問題的程序來進展。即使學生需要提示來依照圖中的步驟做，也可由每個步驟所需提示的次數來呈現進展。例如，假設某個學

問題解決：效能

學生姓名：＿＿＿＿＿＿＿＿＿＿ 年級：＿＿＿＿＿＿＿＿＿＿

填 表 人：＿＿＿＿＿＿＿＿＿＿ 角色：＿＿＿＿＿＿＿＿＿＿

使用說明：前三種解決問題步驟請註明（圈選適當的字母）是在經提示之下（P）或是獨立（I）完成的。

並且評量各項的效能：極佳（E），好（G），尚可（F），或差（P）。

最後，註明**讓它困擾你**的時間長度，如果有使用這個策略的話。

使用的策略	**每日資料蒐集**					
日期	1/4/13	1/4/13	1/7/13	/ /	/ /	/ /
地點（列出）	遊戲場	走廊	遊戲場			
向成人尋求協助	P I	ⓅI	P I	P I	P I	P I
效能	E G F P	ⒺGFP	E G F P	E G F P	E G F P	E G F P
說出來並找尋折衷辦法	ⓅI	P I	ⓅI	P I	P I	P I
效能	EGⒻP	E G F P	EⒼFP	E G F P	E G F P	E G F P
不再追究並繼續前進	PⒾ	ⓅI	PⒾ	P I	P I	P I
效能	EⒼFP	ⒺGFP	EⒼFP	E G F P	E G F P	E G F P
讓它困擾你時間長度（分）	4分 15秒	2分	25秒			

（空白表單在附錄。）註：每個狀況不一定會使用到所有策略。

進展監測：總百分比

學生姓名：＿＿＿＿＿＿＿＿　年級：＿＿＿＿＿＿＿＿

填 表 人：＿＿＿＿＿＿＿＿　角色：＿＿＿＿＿＿＿＿

「讓它困擾你」時學生的行為：＿＿＿＿＿＿＿＿

日期	問題描述	確認問題 學生有指出問題嗎？	選擇合理的解方 學生有選擇合理的解方嗎？	選擇的解方（圈選一個）	問題是否解決？（圈選一個）	「讓它困擾你」的時間（分）
		獨立 提示次數＿＿	獨立 提示次數＿＿	不再追究 協商 尋求協助	是 否	
		獨立 提示次數＿＿	獨立 提示次數＿＿	不再追究 協商 尋求協助	是 否	
		獨立 提示次數＿＿	獨立 提示次數＿＿	不再追究 協商 尋求協助	是 否	
		獨立 提示次數＿＿	獨立 提示次數＿＿	不再追究 協商 尋求協助	是 否	
		獨立 提示次數＿＿	獨立 提示次數＿＿	不再追究 協商 尋求協助	是 否	
總計		獨立％＿＿ 提示％＿＿ 提示的平均次數＿＿	獨立％＿＿ 提示％＿＿ 提示的平均次數＿＿	（總百分比） 不再追究＿＿ 協商＿＿ 尋求協助＿＿	問題解決％ 是＿＿ 問題未解決％ 否＿＿	

生在選擇解方時有困難，成人可能必須提示他十次，包括說明每一種解方並告知每一種解方可能的結果。在使用問題解決圖幾天之後，學生可能仍然需要提示，但成人可能每種解方只須說明一次了。在這個例子中，所需提示的次數減少即代表進步及進展。

確認問題

學生描述問題情況。留意他是獨立或經提示之下進行的，由總百分比呈現出獨立確認問題和經提示之下確認問題兩者之間的差異，包括確認問題時所需提示的平均次數。

選擇合理的解方

學生從問題解決圖中選擇一種策略。留意他是獨立或經提示進行的，由總百分比呈現出獨立選擇和經提示之下選擇兩者之間的差異，包括選擇一種合理的解方時所需提示的平均次數。

所選擇的解方

經由追蹤學生每次選擇各種解方的百分比，老師和家長可以清楚瞭解學生選擇使用解方是否平衡（或不平衡）。使用不平衡包括只選擇問題解決圖中的一至二種策略，而忽略其他可能更適合的策略。

解決問題

問題解決圖的效能是以每次使用之後問題真的被解決了的百分比來評量。當一個問題被圈選「是」時，表示當學生執行所選的解方之後問題就解決了，不需要再討論；當一個問題被圈選

「否」時，表示當學生執行所選的解方之後問題並沒有解決。這種情況很可能是學生所選擇的解方不成功，或是學生選擇讓問題持續困擾著他。

讓它困擾你

學生選擇**讓它困擾你**選項的時間長度也記錄在資料蒐集表上。當愈來愈能夠有效使用問題解決圖時，時間長度應會減少。**讓它困擾你**的客觀定義對每位學生來說可能不同，在開始蒐集資料之前，需先將其定義寫在資料蒐集表的上方。例如，某位學生讓問題困擾他時可能變得非常安靜、從狀況中退縮出來且不願意說話；而另一位學生讓問題困擾他時可能變得面孔脹紅、哭泣及叫喊。要確定你對於要蒐集資料的學生非常瞭解，這樣你才能夠正確地記錄他在採取解決問題的步驟之前，讓問題困擾他的時間有多長。

個案研究：韋德

接下來的小故事描述針對韋德蒐集資料的過程。

韋德是一位七年級的學生，從他六歲時就開始參加我們的社交技巧團體。在韋德四年級時，我們開始對他採用問題解決術語。韋德在控制他的怒氣方面有困難。當他感覺到規則不公平時，很快就會生氣。在我們開始教他問題解決過程之前，我們先確定他在下列這些方面的自然技巧程度：**尋求協助**、**說出來並找尋折衷辦法**、**不再追究並繼續前進**，以及

讓它困擾你。就如在他的前測觀察所描述的，韋德處理大部分問題情況的方式都是讓事情困擾他。他常常用喊叫及哭泣來表達他的怒氣，許多在他周圍的人都害怕自己可能說錯話而惹他生氣。

每個月評量一次韋德的進展。下面的兩份觀察表記錄了他使用問題解決圖的情形。

問題解決觀察——前測

學生姓名：韋德　年級：四

填 表 人：珍妮佛．柯克　角色：老師

使用說明：根據獨立使用策略的表現，在最適合的欄位打「✔」。

日期：11/9	總是	有時	偶爾	從不
向成人尋求協助		✔		
說出來並找尋折衷辦法			✔	
不再追究並繼續前進				✔
讓它困擾你	✔			

說明：韋德目前未顯示他能夠不再追究，即使是在經提示之下。在學校，他經常讓事情困擾，從五分鐘到一整天，依事件而定。他如果受某事困擾，他鮮少能夠度過。不過，他確實偶爾會**向成人尋求協助**，也曾出現過**說出來並找尋折衷辦法**。然而，說出問題通常是由同儕起始的而非韋德，但他曾經在沒有經成人提示之下向同儕說出他的看法。同儕通常會說出折衷辦法，他則會跟進。極少時候韋德會接受妥協。

問題解決觀察——後測

學生姓名：韋德　年級：四

填表人：珍妮佛・柯克　角色：老師

使用說明：根據獨立使用策略的表現，在最適合的欄位打「✔」。

日期：12/9	總是	有時	偶爾	從不
向成人尋求協助		✔		
說出來並找尋折衷辦法		✔		
不再追究並繼續前進		✔		
讓它困擾你			✔	

說明：如紀錄所示，韋德已可使用問題解決圖。他現在能夠迅速獨立和同儕尋求協商。有時需要提醒他去看問題解決圖，但除此之外，不需要其他的提示或協助。他僅有少許時候會讓事情干擾他。

我們持續使用問題解決圖中的術語來教韋德。他的家人也將這個圖融入到家中，在學校也使用此術語。後測是在學年結束時完成，那是使用問題解決圖六個月之後。如上面的紀錄所示，韋德獨立**說出來並找尋折衷辦法**以及**不再追究並繼續前進**的能力增加了，他**讓事情困擾他**的行為也減少了。

總結

我們看到問題解決的生活技能可透過使用問題解決圖這個視覺策略來教導。因為這個技能對於成功非常重要，我們也檢視了保存數據資料以記錄獲得問題解決技巧之進展的方法。接下來，第四章提供使用這個策略的不同個案範例，這些個案提供了關於這個簡單策略效能的進一步實證。

第四章

在真實生活中應用問題解決圖

有高功能自閉症的學生在許多方面都是獨特的。他們或許有相同的診斷，但每個人、每個情況都截然不同。本章的個案均是作者在實務工作中經歷的真實故事，描述了如何以及為何使用問題解決圖。請注意我們在每一個狀況都使用此問題解決方法，因為它是 (1) 視覺的；(2) 具體的，及 (3) 簡單的，因此能切合自閉症學生的獨特需要。

本章所選擇描述的情節（和他人合作一個方案、被中斷時、和同儕協商、控制行為、列出每一個錯誤，以及融合班）可展示在真實經驗中，如何將問題解決圖應用在不同年齡層的團體及問題情況。

和他人合作一個方案

「我希望你不要一直叫我不再追究並繼續前進。我正試著溝通並解決這件事。」這是一位年輕的專業人員湯瑪士對他工作上的方案領導者所說的話。他們坐下來，準備要進行他們的方案，但是湯瑪士無法放過一個事實：他在一個月前就很想做這個方案，但方案領導者那時並不想做——現在她準備要繼續前進，把方案完成。湯瑪士說他現在不想做，是因為一個月前她沒有做這個方案。

湯瑪士此時提出這樣的主張是對的嗎？判斷他是否有權一再提起過去的事情不是我們要討論的範疇，但這影響了他的工作！湯瑪士的方案領導者覺得他們花費了無數的時間談論過去發生的事，她認為此時唯一的選擇就是**不再追究並繼續前進**，才能夠有所成效。

在職場，有自閉症的受雇者像其他人一樣，許多時候有責任要向前走，將過去拋諸腦後。成熟或生理年齡並不等於**不再追究並繼續前進**的能力。也就是說，我們不能以為有自閉症的人不需要直接指導，就能夠發展出**不再追究並繼續前進**的技能。

不幸的是，湯瑪士直到 20 歲都還沒有接受過這個技能的指導。他現在開始學習它；然而成人學習的過程一般會比較長，因為當他們要發展新習慣時，必須「改掉」過去多年處理訊息的方式。

被中斷時

約瑟是一位六年級學生，當他在戲劇營中說話時如果被人打斷，他會覺得非常受干擾。整整三個小時（直到那天的活動結束），他都會持續不斷地向那位打斷他的學生說這件事。當我們看到約瑟無法繼續前進的時候，我們的工作人員就向他介紹了問題解決圖。我們希望戲劇營對他來說是一個正向的經驗，但是我們知道除非他能夠將他的抱怨擺到一邊，否則他將無法充分受益於和同儕相處的時間。隨著這一天的過去，約瑟和問題解決圖仍沒有「連結」，不過我們持續使用它。我們一個一個地說明這些策略。約瑟告訴我們他**不再追究並繼續前進**，但他顯然並沒有。我們提醒他：「如果你還是在說這個問題，你就沒有向前進。」

當約瑟的媽媽下午來接他時，我們給她一份問題解決圖的影本，這樣她就可以和約瑟練習。要讓這個策略成功，很重要的是在社區及家裡要使用相同的術語。在這之前，約瑟的媽媽缺乏處理約瑟過度執著於一個主題的方法，通常都只能束手無策地說：「噢！約瑟……」她願意嘗試我們給她的新術語。

經過兩天重複練習「**不再追究**」，約瑟可以不再提起那件事。我們將問題解決圖應用在其他場合，以確保約瑟能夠類化這個技巧。我們讓約瑟使用這張視覺圖超過一年的時間，因為學會有效地獨立應用這個技巧十分重要。幾個月之後，約瑟告訴我們，只需要跟他說**不再追究並繼續前進**，而不需要跟他詳述問題。這時，我們知道他快要「學會了」。

使用這個策略需要有耐心。你是在重新訓練某人思考的方式，必須給他一些時間做心智的轉換。對許多人而言，這個技巧不是自然就會的，對有自閉症的人而言當然也不是。

和同儕協商

哈德遜是一位二年級的學生，他參加一個每週一次的社交技巧團體。在社交團體中，這個年齡的學生被教導計劃並起始他們自己的遊戲，而不是由工作人員預先決定遊戲。我們發現這樣可以幫助學生們學習啟動、做決定、團隊合作，以及解決問題。

當哈德遜剛開始參加團體時，他會帶著一個有關他那天想玩的遊戲的誇張想法來教室。他確信同儕們會要玩他想要玩的遊戲。如果其他孩子說「不要」時，哈德遜會覺得是自己解釋得不夠清楚，所以他會試著重複解釋他的想法。

有一天，當哈德遜收到「不要」的回應——朋友們不要玩他的遊戲時，我們提醒他有時候可以使用先____再____的原則：先____（他的想法）再____（其他人的想法）。使用這個原則可以讓每個人都至少可以玩到一樣自己想玩的遊戲（請看第 28 頁的協商三原則）。哈德遜受不了這個建議，他覺得這樣太麻煩了——協商通常都不容易，尤其是對有自閉症的人而言。我看得出哈德遜感到有些壓力，於是我請他跟我到走廊上去，希望這樣可以讓他暫時離開那個情境，並且有機會重新聚焦。

當我們來到走廊時，哈德遜就哭了出來。他認為「剪刀、石頭、布」應該也是一種協調方式，因為它比協商出一個結果要簡單。我說那也可以，我們可以幫他列出一張包含四種協商策略的清單，「剪刀、石頭、布」是第一個選項。在這個階段他贏了——我接受了他的想法。然而，事情還沒完。哈德遜想要用筆把「剪刀、石頭、布」寫在協商三原則的圖上，但我不能讓他這麼做，因為團體中的其他人並不能用它（我們團體的協商原則是：直到成年時都適合使用的策略而不會讓人看起來很幼稚）。因此我拿出一張紙，我們寫下他的協商原則，包括「剪刀、石頭、布」。哈德遜仍然無法前進。這時我知道，除了協商三原則外，我們還必須使用問題解決圖。

當我們使用兩張圖——協商三原則及問題解決圖時，事情開始變得比較容易。但仍然花了幾個月的時間，哈德遜才能夠在無數自然發生的遊戲邀約中，獨立應用問題解決圖和調整過的協商原則。

控制行為

山姆是一位十一年級的學生，他有時候會在學校失控，而需要提早送他回家。他抱怨他的教師助理，時常感覺被激起或被逼到極限。作為學校的諮商人員，我曾親眼見到他失控的情形。

老師們轉介山姆是因他善於操弄，且感覺他是利用這種行為來逃避工作。例如有一天，山姆不願意再多寫任何一個字，因為他覺得他已經寫了夠多的作業。一旦他寫完了，他就是寫完了！他無法再想出任何句子，即使他還沒寫到規定的半頁。教師助理鼓勵他再多寫幾句。助理的技巧是適當的，但卻沒有被好好地接收。此時教師助理並沒有放棄，而是持續跟山姆勸說。特教老師過來介入，說：「這關係到你的成績，我們不會再跟你爭辯是否要把它完成。」

當我觀察到這整個過程時，我所能想到的是「**說出來並找尋折衷辦法**」。我的意思並不是說山姆應該向特教老師說出來；他需要去到源頭——出這項功課的老師。

我向山姆介紹了問題解決圖。他很快就理解了，並決定要向出這項功課的老師嘗試**說出來並找尋折衷辦法**。這個方法成功了！老師認為他完成的作業已經足夠得到一個好成績。山姆和我再一起看了問題解決圖，以確定他做了哪個部分產生有效的結果，並且很少衝突。我們談到他是否可以在其他環境中也使用這個方法，以避免他失去控制。對他而言似乎少了一個選項：要讓他頭腦清醒，有時候他需要暫停五分鐘。於是我們在他的問題解決圖上增加了休息五分鐘（參見下圖）。

關於問題解決圖是否可以減少山姆的失控以及提高其有效且獨立解決問題的能力，我們至今仍不清楚。學校的教職人員不相信他需要這樣的視覺支持，因為他們認識山姆很長一段時間了，且從國中開始他的行為就沒有改變過。不論有多少專家來協助，教職人員仍需要處理每一天的每一個問題，好讓山姆能自己記得並獨立應用這些策略。

有自閉症的人需要一個具體的架構用以解決問題——簡單且可以應用於任何問題場合的架構。它可能看起來太簡單而感覺無效，但這正是它有效的原因——因為在挫折的當下，它既簡單又容易被記起。當山姆之前失控、尚未介紹問題解決圖的解方給他時，他總是聚焦在問題本身，且無法轉換想法到其他可能解決問

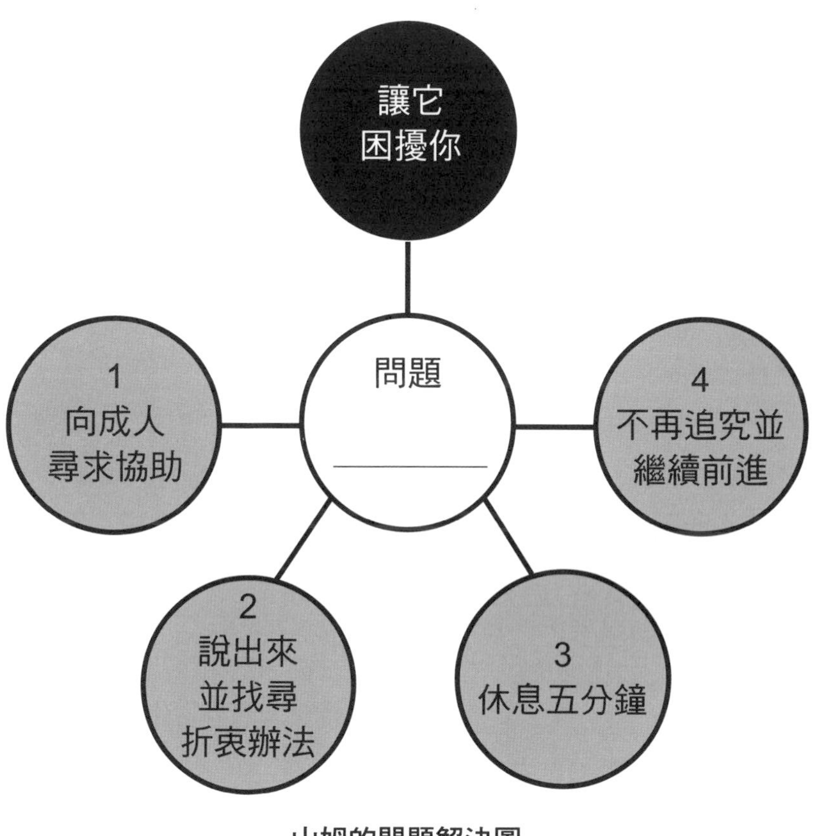

山姆的問題解決圖

題的選項。如果持續使用這個圖，山姆將能夠聚焦在解決問題的策略上，並找到一個解決的方法。

列出每一個錯誤

布蘭登目前就讀四年級。他非常聰明，上一般學校的普通班。他目前的興趣包括法庭、穿西裝，以及截肢手術。布蘭登在學校表現還好，偶爾在體育課會有一點狀況。在社交團體中，我們看到他處理事情的速度較慢，常常導致他在過了適當的情境之後才提出他的意見。他在幾個月後都還記得第一次參加社交團體時發生的事情，特別是當有人做錯事時，他常常滔滔不絕地列舉任何人曾做過的每一件錯事。當他有問題時，他總是喊「你沒有聽我說」或是「你都不關心我」。

我介紹問題解決圖作為幫助布蘭登的方法，讓他能學習不再追究他對別人的抱怨。我把正向策略選項的顏色由綠色改成紅色，因為紅色是他喜歡的顏色（請看第 4 頁的塗色說明）。我也把文字由「**不再追究並繼續前進**」改為「解散（dismiss）」，因為他有興趣且瞭解法庭及法律術語。

布蘭登花了三個月的時間在社交團體及家中使用問題解決圖。他現在仍然使用這個圖來幫助他知道何時要使用不同的策略，但現在只需一個口頭提示他就可以快速放下。在每一次社交團體中，他至少獨立使用一次**說出來並找尋折衷辦法**。每當觀察到他使用適當的問題解決策略時，就會口頭稱讚他。雖然在同儕的社交團體中他可以很快就「解散」，但他仍持續使用問題解決圖來幫助他能夠更為獨立地使用它，並廣泛地應用到其他場合的每一個問題狀況中。

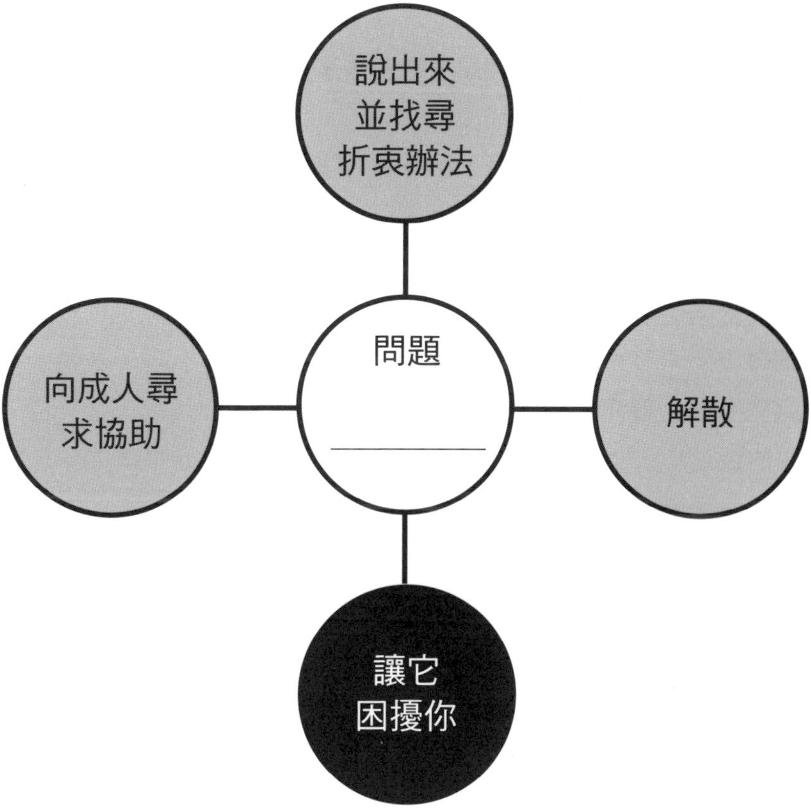

說出來
並找尋
折衷辦法

向成人尋
求協助

問題

解散

讓它
困擾你

布蘭登的問題解決圖

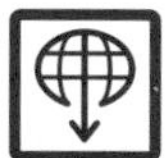

融合班

布雷克是一位融合班一年級的學生，他非常喜歡和同儕相處並且起始了許多這樣的互動，但是他經常因為輪流、輸贏、沒有被選為同組，或遊戲的玩法不正確而與人產生爭執。布雷克在課業上也有困難，當遇到對他來說有難度的功課或作業時，他會變得非常挫折及不安。

當和同儕發生問題時，他有時可接受多數決的規則來決定玩什麼，但有時候他會持續爭辯他自己的想法。簡而言之，他缺乏一致的問題解決技巧。

他的老師開始使用問題解決圖。她放大了一張圖貼在教室的牆壁上（全班都被教導了這個圖的基本概念）。在幾天之內，布雷克就開始獨立確認問題並選擇一個策略。兩個月後，在一位成人的協助下，他可以流暢地使用這個圖；然而，如果成人只是讓他自己去看圖，布雷克仍難以選擇一個解決方法。

儘管布雷克有一些進展，但對於他獨立使用問題解決技巧無法進步得更快，布雷克的老師感到挫折。經過多次和其他老師們的討論之後，她發現或許是因為布雷克獨立閱讀文字的能力還不太好之故。由於布雷克在班上所展現出是一位視覺學習型的人，他的老師決定在圖上的每個策略旁加上一個符號。結果在一天之內，布雷克就可以成功地獨立使用這個圖了。問題解決圖的小小變化，讓布雷克對自己獨立解決問題及成功使用問題解決圖產生信心。

總結

我希望本章的範例能夠幫助讀者將問題解決圖應用到他們自己的學生身上。每一個狀況都是來自於不同的情境，執行者和學生對問題解決圖及相隨的策略之反應方式也都是獨一無二的。這

說出來
並找尋折衷辦法
問題
向成人
尋求協助
不再追究
並繼續前進
讓它
困擾你

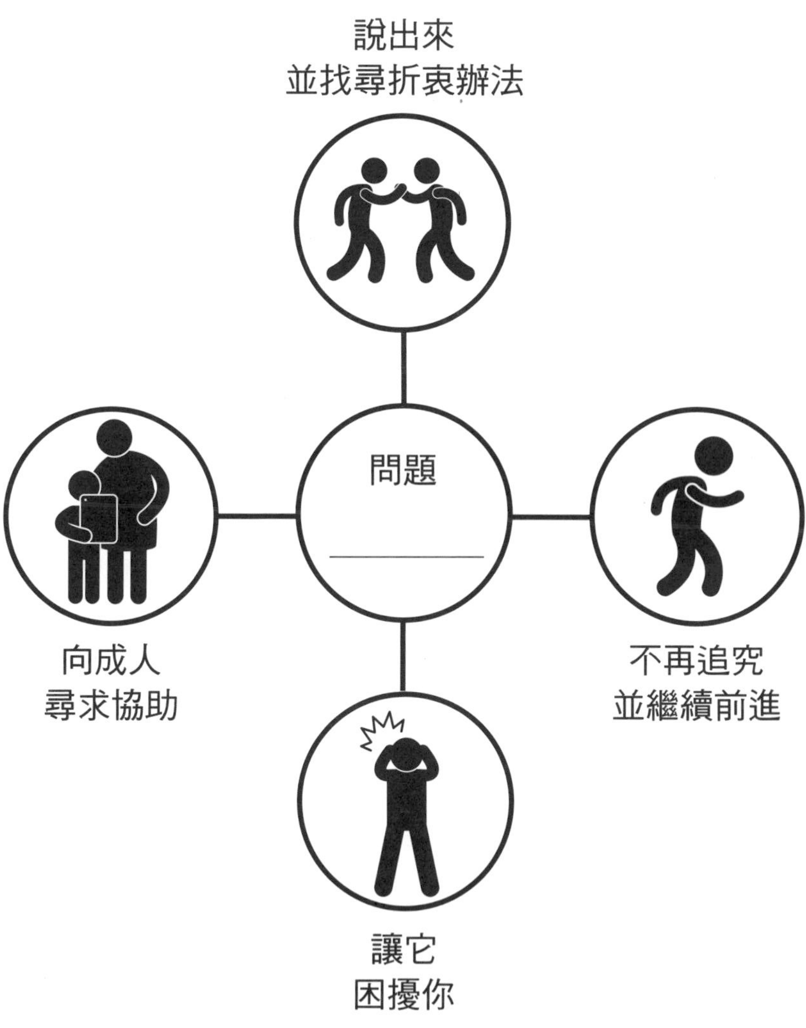

布雷克的問題解決圖

些範例也展現了針對學生的個別需求來調整或改變這個圖，包括給每個選項加上視覺符號、改變顏色、文字、字體大小及樣式，或增加一個選項（如休息五分鐘）。

接下來是一些常被問到的問題。我希望這部分是讓高功能自閉症學生能夠自己閱讀的部分。如果因某些原因，自閉症學生無法自己閱讀，老師及其他成人可以解釋給他聽或和他一起討論這些狀況。

常被問到的問題

尋求協助

問題：我以前曾經尋求協助過，但並沒有成功。我去尋求協助的成人並沒有幫助我。我應該怎麼做？

解答：大部分的成人想要給他們的學生或孩子力量去自己解決問題，因此他們可能會要你「想辦法解決」。如果你覺得自己沒有能力解決問題，可尋求特定的協助。你可考慮將問題解決圖和熟悉你的成人分享，這將幫助他瞭解你想學習的技巧，並協助你獲得這些技巧。

▼

問題：當我向成人尋求協助時，其他孩子卻說我是「告密者」。我還可以怎麼做？

解答：首先你要確定，你不是每一個問題都用「尋求協助」來解決。有時候你的問題可能只是你感到不安；每個人都有些時候會感到不安，但那並不總是表示他們需要協助。確定你真的是有一個問題，而不是想要去告發別人的問題。你應當讓別人自己去解決他們的問題，他們可能選擇互相合作解決問題而不找成人協助，或他們也可能選擇放過問題不追究——這是他們的選擇。如果他們沒有找你，你就不要涉入問題中。除非有某人受傷或遭到霸凌，才有例外，但即使在這種狀況，你最好是私下去向成人尋求協助，不要讓同儕看到你去向成人告發他們。

▼

說出來並找尋折衷辦法

問題：我有試著將問題說出來，但是我在找出折衷辦法方面有困難。我可以怎麼做？

解答：確定你在說出問題時，是依照下列的步驟：

1. 使用中性的語調。使用刺耳的或負面的語調會使別人產生防衛。如果別人感覺被攻擊而非被理解時，他／她的反應會有所不同。
2. 傾聽而不要打斷。打斷別人可能被認為是負面的，也會中斷談話的流暢性。如果你太常打斷別人，別人可能就封閉起來不想再說了。如果你被打斷，你可以用中性的語調禮貌地說：「可以讓我講完嗎？」如果你因為被打斷而生氣，問題就會從原本討論的事轉變成你因被打斷而產生的挫折。因此最好想一個法子平靜地重述你希望溝通之事，並準備好聆聽別人的反應。

3. 將談話引導到一個折衷的辦法。「將問題說出來」只是這個辦法的一部分；如果所說的無法導向一個折衷的辦法，這個步驟就不完整。沒有折衷辦法，問題就無法解決。同時，這將讓你們的關係可能再出現同樣的問題。使用可幫助你找出一個折衷辦法的腳本（例如：「接下來我們要怎麼做？」「我們要怎麼往前走？」「我們可以怎麼找出一個折衷辦法？」「我可以怎麼做來找出一個折衷的、更好的辦法？」）
4. 試著用「我」的句子。「我」的句子是從你的觀點分享你的意見，而「你」的句子則通常聽起來像是在指控或責備。當人們感覺被指控或責備時，比較不可能找出一個折衷的辦法（例如：「我覺得你沒有在聽我說。」和「你沒有在聽我說。」兩者的效果不同。）
5. 讓彼此冷靜下來。確定你和其他涉入者是處在一個有助於談話及協商的心智狀態。如果你處在生氣狀態，請參看第 13 至 14 頁的策略以幫助你冷靜下來，也給他人一些時間去冷靜。如果涉入的對方無法用平靜的語調說話，則說出來並找尋折衷辦法可能不是一個好選擇。

▼

問題：沒有人聽我說。他們不關心我的感受。我應該怎麼做？

解答：聽起來你像是想要說出問題，但這取決於你是怎麼做的。這是一個複雜的情況，可能需要一個比較熟悉你的情況的人介入。感到沒有被聽見或瞭解，可能是憂鬱或低自尊的訊號；另一種可能的解釋是你沒能有效地將想法和他人溝通清楚。最後，確定你有仔細地聽他人說，這對雙方都有利。想要找出一個策略時，請思考下列事項：

1. 在你想要溝通的事情背後，你真正的意圖為何？你是想要幫忙還是傷害人？如果你感覺忌妒或生氣，你的溝通可能比較像是有害的。避免使用無禮、負面或優越感的語調。
2. 你是否使用概括的說法，包括使用總是及從不等措辭？使用這類措辭會削弱你的溝通能力，因為它們是不正確的。某人總是或從不做某件事，這種情形是極少發生的。避免使用這類語詞，因為那會讓他人感覺要辯護。如果那是真的，你可以說：「以前我曾經聽你說過。」而不要說：「你總是那樣說。」這樣的說法是將事實誇大了。
3. 你嘗試在何時說？時機是非常重要的。你有可能說的事情是對的，但說的時機不對。考慮時機並做出聰明的選擇。若你想要和朋友分享一件讓你非常興奮的事情，但如果他正處於悲傷、生氣，或正為著另一件事而感到興奮時，那就不是一個分享的好時機。等待一個平靜的時刻，那時你的朋友才能夠仔細聽你說，並專注在你身上。確保沒有其他會分心的事情。
4. 要小心使用這類說法（「從來沒有人聽我說」），因為那像是在抱怨。人們一般都不太能忍受別人的抱怨及「我慘了！」症候群，因為這通常表示你感到自憐，而不是有心想要去做出改變。這可能更將他人推開，讓你感覺更孤單、更沒有人願意聆聽。

5. 思考一下，聽你說的人和同意你的人有何差別。你希望別人聽你說並瞭解你所說的，還是只是希望別人認同你？基本上，你期望如何？有些時候別人願意聽你說，但不一定同意你，這沒有關係，因為人們可以有不同的意見。

不再追究並繼續前進

問題：有人說我有偏執狂——也就是說，我常常局限於一種想法。我知道我會挑出一個細節，並過於強調它。我要怎麼做才能夠不再追究並繼續前進？

解答：你必須找到一種對你有效的方法。我們調查那些曾跟偏執狂熱奮戰的自閉症者之後，發現他們有下列這些停止的策略：

不再追究的策略

1. 開始寫日誌——把你的想法寫下來，形式不拘。你可以用列點、清單、句子、短文、字母及其他任何方式來記。一個可能的形式範例是「因為 __________ 我感覺 __________ 。

我將 ＿＿＿＿＿ 。」把你的想法寫下來，可幫助你看到你在一段時間裡的行動。透過將想法寫下來，你可以看出在特定情況中導致負面情緒並產生長期生氣的效果／結果之趨勢。寫下個人的想法可以幫助你處理你的感受，讓你最終能夠放下不再追究。

2. 做一個紀錄或寫一封電郵草稿（但不要寄出）。如果你對某人生氣，假裝寫一封信或電郵但不要寄出去，會有所幫助。這可讓你宣洩你的感受。把你的想法打字出來是一個「一掃胸中鬱悶」又不會讓別人不舒服或生氣的大好方法。要確定寫完後將它們銷毀，這樣之後才不會被人發現。
3. 改變你的同伴。你周圍的人們可能會持續提醒你那件你想要拋開的事情。如果你周圍有一群愛鬧的人，並很容易讓你變得激動，找尋一個比較安靜的人或團體將有助於你感到較為平靜。有時跟以前的團體混在一起，會使你又再掉回你想要改變的行為或思考方式。
4. 改變你的場景。你的環境對你的影響遠大於你所能想像。你所處的環境可以增加你高興、悲傷、憂鬱或生氣的程度。有些環境會不斷提醒你所面臨的問題。如果你感到生氣，嘗試前往一個讓你感覺比較好的地方，會是一個幫助你「拋開」怒氣的方法。你可能需要暫時或永久地改變你的場景。要小心，不要總是逃避你的問題。如果你發現自己總是在改變場景，就可能有額外的逃跑或躲避問題需要被處理了。
5. 讓自己有別的事情在忙。忙於其他事情基本上可讓怒氣「冷卻」下來。冷卻下來可以讓你比較快不再追究。通常，述說最初的怒氣會導致更多傷害而非益處。透過讓自己分心或保持忙碌，你可以克服最初的怒氣或無法控制的感受。

6. 使用一句俚語，例如：「大笑是最好的良藥。」透過點亮你的情緒，你可能會發現那件事沒什麼大不了的，你可以更快地將它拋開。你或許可以撰寫一個詞或一個句子，讓你總是能夠用它幫助你脫離沉重的情緒。
7. 想一件你生命中的好事。怒氣可能會擾亂你的判斷，透過想一些正面的事情，可能讓你意識到問題其實沒有這麼嚴重。
8. 允許「不同意」。要能夠拋開一件無法協商的事情是不容易的。允許「不同意」是指你和對方都同意你們對那件事有不同的意見，但是你們兩人都可以接受這樣的情況。這顯示雙方都表達了自己的觀點，雖然不是正式的協商，但是雙方都願意不再追究。
9. 知道你已經嘗試了其他選項並且需要向前進了。有時你會發現你已經嘗試了其他選項，但是仍然沒有解方。與其聚焦於負面，不如不再追究並向前進。說比做容易，然而，必須要向前進，而不應持續困在生氣及怨恨等不健康的感受裡。
10. 活在當下而非過去。有些人沉溺於怨恨，且容易對他人產生妒忌。這絕不是一個好的解方。要活在當下並且聚焦於今天的事情。

▼

問題：在小學裡，我不喜歡別人告訴我要「不再追究並繼續前進」。我感覺他們說得容易。那實在讓人感到挫折，因為我覺得那好像是告訴我說「我不應有感覺」。我應該怎麼做？

解答：跟人說「不再追究並繼續前進」有可能被解讀為負面的話。沒有人喜歡被告知要怎麼做。每個人都有感受，你的感受是很重要的。如果有人要你「不再追究並繼續前進」，通常是基於下列原因之一：

1. 他們看到你被某件你無法改變的事情困擾著。
2. 他們覺得他們已經聽到了你的意見，而你還一直重複地說。
3. 他們對於所發生的事感覺很糟並想要改變它，但他們需要你繼續前進，以看見他們可以改變。
4. 他們準備要改變話題了。
5. 關於這個主題的談話已經結束了。
6. 他們不想要再討論它了（此時或永遠）。

由於許多自閉症者視野狹窄〔難以他人的角度看事情，通常稱為面向失明（mind blindness）〕，導致他們很容易長時間聚焦於一些細節上，而沒有意識到或考慮到聆聽者的想法。人們會給你關於要談論之事的線索。他們會說「那好吧！」或「好吧！我們之後再討論它。」留意人們告訴你當他們準備要繼續前進時一般會怎麼說，即使他們沒有意識到這點，每個人都有自己用以提醒他人的腳本。

參考文獻

Abendroth, K., & Damico, J. (2009). Catastrophic reactions of a child with an autism spectrum disorder: A social phenomenon. *Asia Pacific Journal of Speech, Language, and Hearing, 12*, 263-273.

Bellini, S., & Peters, J. K. (2008). Social skills training for youth with autism spectrum disorders. *Child and Adolescent Psychiatric Clinics of North America, 17*, 857-873.

Buron, K. D., & Curtis, M. B. (2012). *The incredible 5-point scale: The significantly improved and expanded second edition – Assisting students in understanding social interactions and controlling their emotional responses*. Shawnee Mission, KS: AAPC Publishing.

Centers for Medicare and Medicaid Services. (2009). *Autism spectrum disorders: Final report on environmental scan.* Washington, DC: Author.

Collucci, A. (2011). *Big picture thinking – Using central coherence theory to support social skills.* Shawnee Mission, KS: AAPC Publishing.

Crane, L., Pring, L., Ryder, N., & Hermelin, B. (2011). Executive functions in savant artists with autism. *Research in Autism Spectrum Disorders, 5*, 790-797.

Deitchman, C., Reeve, S., Reeve, K. F., & Progar, P. R. (2010). Incorporating video feedback into self-management training to promote generalization of social initiation by children with autism. *Education and Treatment of Children, 33*, 475-488.

Frith, U. (2004). Emanuel Miller lecture: Confusions and controversies about Asperger Syndrome. *Journal of Child Psychology and Psychiatry, 45*(4), 672-686.

Geurts, H. M., Verté, S., Oosterlaan, J., Roéyers, H., & Sergeant, J. A. (2004). How specific are executive functioning deficits in attention deficit hyperactivity disorder and autism? *Journal of Child Psychology and Psychiatry, 45*(4), 836-1254.

Grandin, T. (2009). How does visual thinking work in the mind of a person with autism? A personal account. *Philosophical Transactions of the Royal Society, 364*, 1437-1442. doi: 10.1098/rstb.2008.0297

Hill, E. L. (2004). Executive dysfunction in autism. *Trends in Cognitive Sciences, 8*(1), 26-32.

Hill, E. L., & Bird, C. M. (2006). Executive processes in Asperger Syndrome: Patterns of performance in multiple case series. *Neuropsychologia, 44*(14), 2822-2835.

Kaland, N., Mortensen, E. L., & Smith, L. (2011). Social communication impairments in children and adolescents with Asperger Syndrome: Slow response time and the impact of prompting. *Research in Autism Spectrum Disorders*, 1129-1137.

Kim, J. A., Szatmari, P., Bryson, S. E., Streiner, D. L., & Wilson, F. J. (2000). The prevalence of anxiety and mood problems among children with autism and Asperger syndrome. *Autism, 4*(2), 117-132.

Lofland, K. (2010). *Getting the teacher's attention*. Unpublished manuscript. Bloomington, IN: Indiana Resource Center on Autism.

Minshew, N. J., Meyer, J., & Goldstein, G. (2002). Abstract reasoning in autism: dissociation between concept formation and concept identification. *Neuropsychology, 16*, 327-334.

Moore, S. T. (2002). *Asperger Syndrome and the elementary school experience.* Shawnee Mission, KS: AAPC Publishing.

Myles, B. S., & Southwick, J. (2005). *Asperger Syndrome and difficult moments: Practical solutions for tantrums, rage, and meltdowns (2nd ed.).* Shawnee Mission, KS: AAPC Publishing.

National Autism Center. (2009). *National standards report: Addressing the need for evidence-based practice guidelines for autism spectrum disorders.* Randolph, MA: Author.

National Professional Development Center on Autism Spectrum Disorders. (n.d). *Evidence-based practice briefs.* Retrieved from http://autismpdc.fpg.unc.edu/content/briefs.

Nefdt, N., Koegel, R., Singer, G., & Gerber, M. (2009). The use of a self-directed learning program to provide introductory training in pivotal response treatment to parents of children with autism. *The Journal of Positive Behavior Interventions, 12*(1), 23-32.

Ostryn, C., & Wolfe, P. (2011). Teaching children with autism to ask "what's that?" using picture communication with vocal results. *Infants and Young Children, 24*, 174-192.

Ritvo, R. A., Ritvo, E. R., Guthrie, D., Yuwlier, A., Ritvo, M. J., & Weisbender, L. (2008). A scale to assist the diagnosis of autism and Asperger's disorder in adults (RAADS): A pilot of study. *Journal of Autism and Developmental Disorders, 38*, 213-223.

Vismara, L. A., & Rogers, S. J. (2010). Behavior treatments in autism spectrum disorder: What do we know? *Annual Review of Clinical Psychology, 6*, 446-468.

Wichnick, A. M., Vener, S. M., Pyrtek, M., & Poulson, C. L. (2010). The effect of a scriptfading procedure on responses to peer initiations among young children with autism. *Research in Autism Spectrum Disorders, 4*, 290-299.

附錄

可複印使用的表單

- 問題解決圖
- 問題解決觀察——前測
- 問題解決觀察——後測
- 問題解決：效能
- 進展監測：總百分比
- 5 點量表

問題解決圖

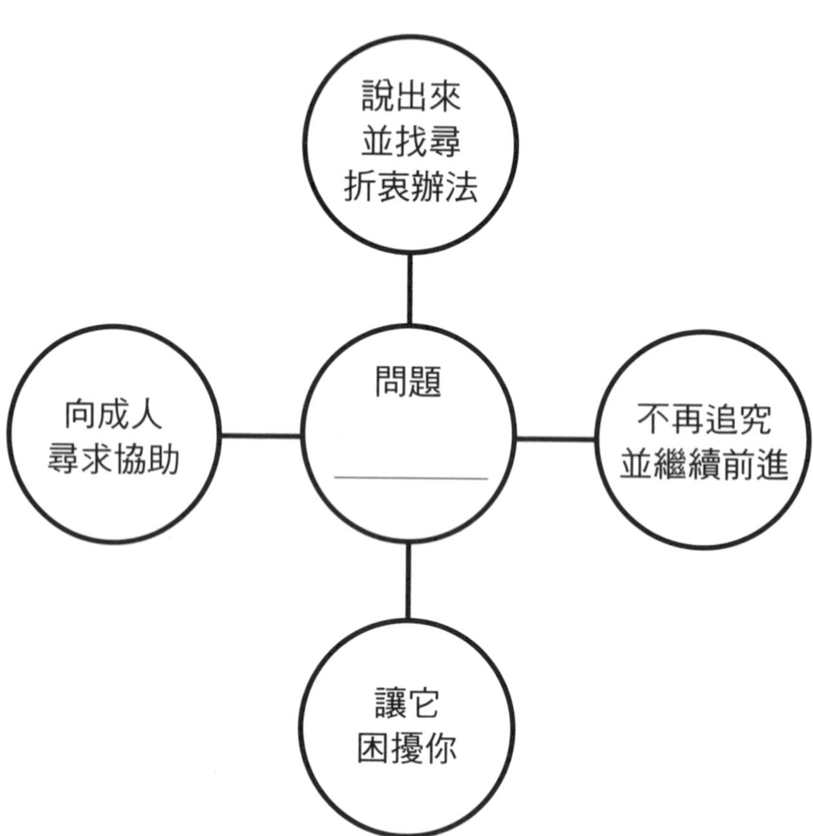

出自於羅鈞令（譯）（2023）。K. Mataya & P. Owens 著。**高功能自閉症學生的問題解決策略：問題解決圖的應用**。心理出版社。

問題解決觀察——前測

學生姓名：＿＿＿＿＿＿＿＿＿＿ 年級：＿＿＿＿＿＿＿＿＿＿

填 表 人：＿＿＿＿＿＿＿＿＿＿ 角色：＿＿＿＿＿＿＿＿＿＿

使用說明：根據獨立使用策略的表現，在最適合的欄位打「✔」。

日期：	總是	有時	偶爾	從不
向成人尋求協助				
說出來並找尋折衷辦法				
不再追究並繼續前進				
讓它困擾你				

說明：＿＿＿＿＿＿＿＿＿＿＿＿＿＿＿＿＿＿＿＿＿＿＿＿＿＿＿＿＿＿

＿＿＿＿＿＿＿＿＿＿＿＿＿＿＿＿＿＿＿＿＿＿＿＿＿＿＿＿＿＿＿＿＿

＿＿＿＿＿＿＿＿＿＿＿＿＿＿＿＿＿＿＿＿＿＿＿＿＿＿＿＿＿＿＿＿＿

＿＿＿＿＿＿＿＿＿＿＿＿＿＿＿＿＿＿＿＿＿＿＿＿＿＿＿＿＿＿＿＿＿

＿＿＿＿＿＿＿＿＿＿＿＿＿＿＿＿＿＿＿＿＿＿＿＿＿＿＿＿＿＿＿＿＿

＿＿＿＿＿＿＿＿＿＿＿＿＿＿＿＿＿＿＿＿＿＿＿＿＿＿＿＿＿＿＿＿＿

＿＿＿＿＿＿＿＿＿＿＿＿＿＿＿＿＿＿＿＿＿＿＿＿＿＿＿＿＿＿＿＿＿

問題解決觀察——後測

學生姓名：＿＿＿＿＿＿＿＿　年級：＿＿＿＿＿＿＿＿

填 表 人：＿＿＿＿＿＿＿＿　角色：＿＿＿＿＿＿＿＿

使用說明：根據獨立使用策略的表現，在最適合的欄位打「✔」。

日期：	**總是**	**有時**	**偶爾**	**從不**
向成人尋求協助				
說出來並找尋折衷辦法				
不再追究並繼續前進				
讓它困擾你				

備註：＿＿＿＿＿＿＿＿＿＿＿＿＿＿＿＿＿＿

出自於羅鈞令（譯）（2023）。K. Mataya & P. Owens 著。**高功能自閉症學生的問題解決策略：問題解決圖的應用**。心理出版社。

問題解決：效能

學生姓名：________________ 年級：________________

填 表 人：________________ 角色：________________

使用說明：前三種解決問題步驟請註明（圈選適當的字母）是在經提示之下（P）或是獨立（I）完成的。

並且評量各項的效能：極佳（E），好（G），尚可（F）或差（P）。

最後，註明**讓它困擾你**的時間長度，如果有使用這個策略的話。

使用的策略	**每日資料蒐集**					
日期	/ /	/ /	/ /	/ /	/ /	/ /
地點（列出）						
向成人尋求協助	P I	P I	P I	P I	P I	P I
效能	E G F P	E G F P	E G F P	E G F P	E G F P	E G F P
說出來並找尋折衷辦法	P I	P I	P I	P I	P I	P I
效能	E G F P	E G F P	E G F P	E G F P	E G F P	E G F P
不再追究並繼續前進	P I	P I	P I	P I	P I	P I
效能	E G F P	E G F P	E G F P	E G F P	E G F P	E G F P
讓它困擾你時間長度（分）						

出自於羅鈞令（譯）（2023）。K. Mataya & P. Owens 著。**高功能自閉症學生的問題解決策略：問題解決圖的應用**。心理出版社。

進展監測：總百分比

學生姓名：＿＿＿＿＿＿＿＿＿＿ 年級：＿＿＿＿＿＿＿＿＿＿

填 表 人：＿＿＿＿＿＿＿＿＿＿ 角色：＿＿＿＿＿＿＿＿＿＿

「讓它困擾你」時的學生行為：＿＿＿＿＿＿＿＿＿＿

日期	問題描述	確認問題 學生有指出問題嗎？	選擇合理的解方 學生有選擇合理的解方嗎？	選擇的解方（圈選一個）	問題是否解決？（圈選一個）	「讓它困擾你」的時間（分）
		獨立 提示次數＿＿	獨立 提示次數＿＿	不再追究 協商 尋求協助	是 否	
		獨立 提示次數＿＿	獨立 提示次數＿＿	不再追究 協商 尋求協助	是 否	
		獨立 提示次數＿＿	獨立 提示次數＿＿	不再追究 協商 尋求協助	是 否	
		獨立 提示次數＿＿	獨立 提示次數＿＿	不再追究 協商 尋求協助	是 否	
		獨立 提示次數＿＿	獨立 提示次數＿＿	不再追究 協商 尋求協助	是 否	
總計		獨立 %＿＿ 提示 %＿＿ 提示的平均次數＿＿	獨立 %＿＿ 提示 %＿＿ 提示的平均次數＿＿	（總百分比） 不再追究＿＿ 協商＿＿ 尋求協助＿＿	問題解決 % 是＿＿ 問題未解決 % 否＿＿	

5 點量表

姓名：＿＿＿＿＿＿＿＿＿＿＿＿　我的＿＿＿＿＿＿＿＿＿＿＿＿量表

評分	看來像是	感覺像是	我能嘗試……
5			
4			
3			
2			
1			

出自於羅鈞令（譯）（2023）。K. Mataya & P. Owens 著。**高功能自閉症學生的問題解決策略：問題解決圖的應用**。心理出版社。

Note

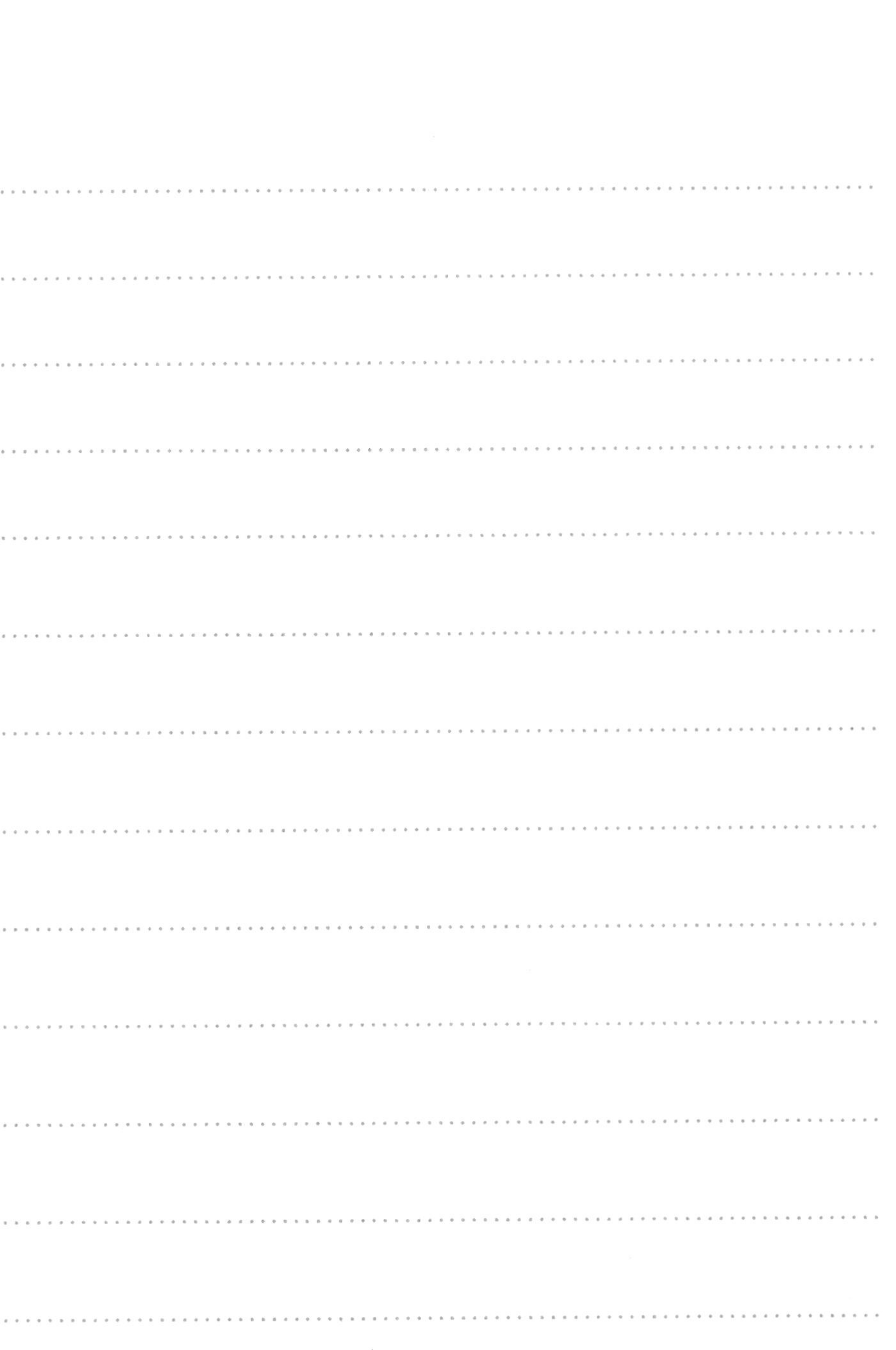

國家圖書館出版品預行編目（CIP）資料

高功能自閉症學生的問題解決策略：問題解決圖的應用
／Kerry Mataya, Penney Owens 著；羅鈞令譯 .
-- 初版 .-- 新北市：心理出版社股份有限公司 , 2023.03
面；　公分 .--（障礙教育系列；63176）
譯自：Successful problem-solving for high-functioning students with autism spectrum disorders : evidence-based strategy-antecedent-based intervention.
ISBN 978-626-7178-40-9（平裝）

1. CST：自閉症　2. CST：特殊兒童教育

415.988　　111021560

障礙教育系列 63176

高功能自閉症學生的問題解決策略：問題解決圖的應用

作　　者：Kerry Mataya、Penney Owens
譯　　者：羅鈞令
執行編輯：高碧嶸
總 編 輯：林敬堯
發 行 人：洪有義
出 版 者：心理出版社股份有限公司
地　　址：231026 新北市新店區光明街 288 號 7 樓
電　　話：(02) 29150566
傳　　真：(02) 29152928
郵撥帳號：19293172 心理出版社股份有限公司
網　　址：https://www.psy.com.tw
電子信箱：psychoco@ms15.hinet.net
排 版 者：龍虎電腦排版股份有限公司
印 刷 者：龍虎電腦排版股份有限公司
初版一刷：2023 年 3 月
I S B N：978-626-7178-40-9
定　　價：新台幣 120 元